乳腺癌与普拉提康复疗法

康复、治愈和健康指南

［美］内奥米·阿伦森 编著

［美］安·玛丽·图罗 编著

谷元廷 吕鹏威 主译

河南科学技术出版社

·郑州·

The Original English language work:
Pilates for Breast Cancer Survivors, First Edition
isbn: 9781936303571
by Naomi Aaronson MA, OTR/L, CHT, CPI & Ann Marie Turo OTR/L
has been published by:
Springer Publishing Company
New York, NY, USA
Copyright © 2014, All rights reserved.

美国斯普林格出版社授权河南科学技术出版社
独家发行本书中文简体字版本。
版权所有，翻印必究。
备案号：豫著许可备字—2019-A-0142

图书在版编目（CIP）数据

乳腺癌普拉提康复疗法/（美）内奥米·阿伦森(Naomi Aaronson)，
（美）安·玛丽·图罗(Ann Marie Turo)编著；谷元廷，吕鹏威主译.—郑
州：河南科学技术出版社，2020.2
ISBN 978-7-5349-9750-1

Ⅰ.①乳… Ⅱ.①内… ②安… ③谷… ④吕… Ⅲ.①乳腺癌-康复
Ⅳ.①R737.9

中国版本图书馆CIP数据核字（2019）第237745号

出版发行：河南科学技术出版社
　　　　　地址：郑州市郑东新区祥盛街27号　　邮编：450016
　　　　　电话：（0371）65788858　65788110
　　　　　网址：www.hnstp.cn
策划编辑：李　林
责任编辑：崔军英
责任校对：崔春娟
封面设计：张　伟
责任印制：朱　飞
印　　刷：河南省环发印务有限公司
经　　销：全国新华书店
幅面尺寸：720mm×1020mm　1/16　印张：13　　字数：185千字
版　　次：2020年2月第1版　　2020年2月第1次印刷
定　　价：68.00元

如发现印、装质量问题，影响阅读，请与出版社联系并调换。

谨以此书献给贝丝·玛斯特（Beth Mast）——一位作业治疗师与普拉提教练，同时也是一位乳腺癌患者。普拉提帮助她从疾病中恢复，并且在癌症转移后，她还一直坚持练习普拉提。贝丝说："最弱的身体也可以练习普拉提。"化疗导致她贫血越来越严重，甚至无法刷牙，而普拉提是她唯一能承受的运动。

学会和癌症一起生活是一门艺术，而不是一门科学。每个人都必须找到属于自己的方式，形成自己的风格。重要的是要意识到，无论环境和前景如何，都能找到一条属于自己的路。

——简·E. 布洛迪（Jane E. Brody）

参译人员名单

主　　译　谷元廷　吕鹏威

参译人员（按姓氏笔画排序）

王　芳　吕鹏威　江　飞　李　林　杨　雪

杨云卿　谷元廷　钱学珂　韩　娜　韩明利

致谢

感谢亚历山大·哈勒斯（Alexander Gence）在模特拍摄方面的贡献。我们的普拉提模特黛安娜·莱尔德（Diana Laird）和谢里尔·拉纳瓦·格伦塞（Cheryl Lanava Gence）在拍摄这些照片时表现出了极大的耐心。还要感谢我们勇敢的乳腺癌康复者：贝丝·马斯特，格拉斯·T.、沙伦·B.、妮科尔·T.、南希·M.和邦妮·O.，她们非常乐意帮助其他患者度过她们的癌症之旅。

译者前言

最新的统计数据显示：无论是西方还是中国，无论是城市还是农村，乳腺癌已经成为女性恶性肿瘤发病率的第一名。国内每年有近30万例新发乳腺癌患者，平均每2分钟就有1名女性确诊为乳腺癌。外科手术是乳腺癌治疗的重要手段，其他诸如化疗、放疗、内分泌治疗等综合治疗，进一步提高了患者的生存率。但是各种治疗相关的并发症，对女性的工作和生活造成了很大的影响。

乳房的缺失导致身体的残缺，腋窝淋巴结手术引起上肢水肿及功能障碍，化、放疗引起脱发、乏力等，疾病的治疗使患者产生很多的心理问题，也影响着生活质量。本书介绍了一种温和的运动方式，旨在让乳腺癌患者重拾信心、增强体魄，更好地回归社会与家庭。

普拉提（Pilates）是由德国人约瑟夫·休伯特斯·普拉提(Joseph Hubertus Pilates)创编的一种运动方式和技能。普拉提本人生前称自创的这一套独特的运动为"控制术"（Contrology）。这是一种温和的锻炼方式，可以舒缓全身肌肉及提高人体躯干控制能力，同时可以促进新陈代谢及呼吸、循环系统功能，还能帮助集中注意力和放松，改善整体健康。而且，这项运动不受活动地点、年龄和身体条件的限制，可以终身练习，因此对于乳腺癌患者来说是一项极好的康复疗法。

普拉提可以改善肌肉力量及运动感觉，对于手术造成的运动障碍和感觉障碍有一定改善作用。这项运动分为不同的锻炼级别，患者可根据自身具体情况来选择合适强度的练习，术后早期即可开始。通过锻炼核心力量，可以提高日常生活的能力等，增加患者积极情绪、减少抑郁，使患者能更好地面对社会生活。

由于国内乳腺癌患者对术后康复锻炼的认知尚有欠缺，因此译者的目的在于为乳腺癌康复者提供更多更专业的选择。但是本书所涉及的普拉提动作是基于常规普拉提动作进行的改进以更适合乳腺癌患者，因此一些动作术语的翻译难免出现偏差，也欢迎广大专业人士能够给予积极的意见及建议，译者将不胜感激。

译者

2019.9.19

前言

安·玛丽的乳腺癌康复历程

我是一个坚持运动的人，服用大量的维生素，阅读所有关于健康和养生的书刊，并且合理膳食。作为一名自作业治疗师，我为自己的健康和幸福而自豪。但是在1991年1月，医生在我的左乳房发现了一个豌豆大小的肿块，当我得到乳腺癌的诊断时，我震惊了。这怎么可能呢？

我的大脑告诉我：他们读错了病理报告——这在医学上被称为否认期。我觉得这不公平，怎么会是我——这在医学上被称为愤怒期。我想如果能恢复健康，我再也不会站在微波炉前，而且只吃有机食品——这在医学上被称为协议期。那几天我不能自己穿衣服，或者再次穿起前一天晚上准备更换的脏衣服——这在医学上被称为抑郁期。这就是库伯勒·罗丝模型（Kübler–Ross model）的五个哀伤阶段，对于每个被诊断为重大疾病的人来说，这些阶段都是比较熟悉的。许多人会经历至少一个库伯勒·罗丝模型哀伤阶段。

幸运的是，我接受了保留乳房的手术方式，并且获得了阴性切缘。

2001年，即确诊疾病11年后，我的左侧乳房再次发现了乳腺癌。在那一刻，一种似曾相识的感觉让我去接受现实，我清楚地知道我需要做什么。但立刻，我又进入了否认期。我告诉医生："我每年都会复查乳房X线，怎么会呢？"哀伤阶段的愤怒期、协议期和抑郁期再次循环、重复。

当你被诊断出患有癌症时，你的生活从那一刻将开始改变。你会开始思考你的未来，思考自己一年后是否仍然健在。你也会思考什么对你和你的家人更重要，生活对你意味着什么。你要考虑自己的忍耐力，根据自己的情况做出决定。各种假设会在你的脑海中纠结、萦绕。但我们每个人都是不同的，会做出不同的治疗决定。很庆幸，我凭自己感觉做出的决定，让我获得了最好的生存机会和生活质量。

2002年，在进行了又一次保乳手术的三个月之后，我决定参加普拉提核心床培训〔核心床是约瑟夫·普拉提（Joseph Pilates）设计的一种抗阻训练设备〕。我在2001年接受过垫上普拉提的培训，感觉由垫上训练到核心床训练是一个自然的进步。我得到了外科医生的同意，并向前推进。如今回顾当时，感觉这并不是最好的决定。我还没有完全痊愈，耐力差，左肩紧绷，甚至找不到肩胛骨！我的位置觉（对自己身体所处空间的意识）和运动觉（感觉运动的能力）是如此的贫乏，以至于我不知道我的左臂在哪里或者在做什么。训练很艰苦，但我不断地告诉自己："如果我战胜了乳腺癌，我可以胜任任何事情。"我不建议你从核心床开始训练，但普拉提的确是一种很好的治疗方法。那时普拉提对我来说是最好的选择。它帮助我恢复了力量和信心，使我在经历了改变生命的手术和治疗之后，仍能驾驭我的世界。在这本书中，深呼吸伴随着普拉提的特定练习，帮助我集中和放松，伸展我的胸部、侧面和背部肌肉。最后，普拉提给了我一个机会，使我可以重新控制那个背叛我的身体，同时给我提供了一个安全和营养的空间，使我得以放松和专注于康复和治愈。

俗话说，"重要的不是目的地而是旅程"，确实如此。在康复过程中，普拉提为我提供了完整周期的支撑，现在我在把这个模式分享给我的病友和其他健康专业人士。2004年，我开了一家有关身心健康的综合工作室，完成了我的瑜伽、普拉提和灵气训练。对我来说，重要的是，除了传统的康复技术之外，它还提供了一系列的身心疗法，以便全面地、最佳地满足患者和顾客的目标。

2007年10月，在波士顿举行的联谊会上，我和内奥米（Naomi）相遇。会上，医学界人士、患者和销售商汇聚一堂，了解乳腺癌治疗和康复领域的一些新方法。内奥米在展台上展示了她的乳腺癌康复运动CD、课程和有关乳腺癌康复运动的书籍，并参加了一个关于运动的会议。我们都是作业治疗师和健身专业人士，都致力于提高机体功能和健康，所以有很多共同话题。我们讨论了一天的课程，并交换名片，然后各自返回。

2007年12月，内奥米联系了我，问是否可以提前采访我，为作业治疗从业者写一篇题为《走向治愈的运动》（*Movement Towards Healing*）

的文章。我们都对这种作业治疗充满热情，决定合作，将具有治愈特性的运动应用到癌症的康复中。我们成立了一家名为"综合康复与健身"（Integrated Rehab and Fitness）的公司，目的是培训康复和健身专业人士。2008年9月，我们在马萨诸塞州内蒂克（Natick）开设了第一门课程"基于普拉提的乳腺癌康复治疗"。从那以后，我们向治疗师和其他康复从业人士宣传普拉提对乳腺癌患者的益处。我们的CD名为《回归生活：基于普拉提的乳腺癌恢复健康治疗》——乳腺癌患者可以在家跟着CD进行锻炼。我们很高兴能够通过这本书的出版，把我们的信息带给全世界的乳腺癌患者!

我们这本书的目的是帮助你治愈，重新获得控制、力量和信心；无论你以前有没有练习过普拉提，都能够较容易地进行日常生活。我们提供了各种各样的练习和改良方法，这样无论你在哪里治疗，无论你正在经历什么样的治疗副作用，即无论你处于什么样的健康水平，都将能够找到适合自己的舒适、安全的运动，并从中获益。然而，要获得健康，光靠锻炼是不够的，你必须养成有利于生活质量的行为习惯。健康是一个终生的旅程，也是一个成长的过程。不幸的是，有一些癌症治疗的副作用会长久影响你。在本书的最后一部分，我们纳入了处理诸如化疗脑、睡眠剥夺和周围神经病变等问题的方法。

在这本书中，我们还收录了其他癌症患者的康复经历，他们都已把普拉提作为健康之旅的一部分。我们希望他们的意见和见解对您有所帮助：

贝丝·马斯特（Beth Mast），目前是一名作业治疗师，也是一名普拉提教练。她曾接受过16个月的治疗，包括双侧乳房切除术、乳房假体植入、化疗和放疗。她每天都练习普拉提，以对抗瘢痕组织，维持手臂的力量和活动范围，解决感觉问题，如对触摸的敏感性，以及顺利度过更年期。

妮科尔·T.（Nicole T.）接受乳房切除术和盐水假体植入乳房重建术后一直感觉胸部疼痛，甚至有两周无法自行坐起。她很难抬起胳膊，但随着练习普拉提，这变得越来越容易。她练习得越多，感觉就越好。她发现反复练习对她很重要。她告诉刚开始练习普拉提的女性："你一次会收到很多信息，可能无法完全吸收。因此，在你的康复过程中，你可能需要重新回顾一下基础知识。"妮科尔发现，和了解她情况的人在一起感觉很好，做完普拉提运动后，她感到更放松和乐观。

格拉斯·T.（Grace T.）在双侧预防性乳房切除术后，做了硅胶假体乳房重建。她双肩疼痛、胸口发紧、手臂无力，感觉筋疲力尽，易累，敏感，虚弱和浮肿。力量和灵活性锻炼帮助她重新恢复了身心健康，而且使她在情绪上感觉更好。"普拉提是一种很好的恢复健康的方法，对人们来说，它意味着从疾病中康复，并恢复身体健康。"

沙伦·B.（Sharon B.）接受了乳腺癌保乳手术和前哨淋巴结活检手术，并且因为切缘问题进行了第二次手术，然后进行了化疗和放疗。她感觉瘢痕部位疼痛和肌肉紧张，而且肩膀活动范围有限。她使用墙壁天使、游泳和肩胛骨的伸展和收缩等练习方式帮助自己康复。

南希·M.（Nancy M.）做了保乳手术和放疗。普拉提运动拉伸了她的患侧身体，增强了核心力量，对她帮助最大。她鼓励其他人立即开始普拉提练习。不要等到身体变得僵硬才开始练习，那样会更难以运动。普拉提是很好的乳腺癌康复方式，因为其是有意识的运动和有针对性的运动。

邦妮·O.（Bonnie O.）是一名私人教练，她知道运动有多重要。她经历了手术和化疗。手术后，她的身体感觉像是被卡车撞了，在接下来的几个月里，她感到胸部和肩膀发紧，好像一条腰带紧紧地扣在胸腔上。她的右臂切除了16个淋巴结，且在那里出现了条索，使得肩膀都僵化了。通过有规律地锻炼、集中精力恢复柔韧性、保持身体核心的强壮，最终她恢复了健康。

我们的使命是教会其他人了解综合康复和恢复健康的好处。我们希望这本书能帮助你获得最大的健康，包括现在的生活和癌症后的生活。现在为健康行动吧！

目录

第一部分
乳腺癌普拉提康复疗法简介

为什么将普拉提用于乳腺癌康复疗法?

普拉提是一种温和的锻炼方式，它可以锻炼人的思维、身体和精神。普拉提的各种动作有助于练习肌肉的柔韧性和力量，同时促进新陈代谢，以及淋巴、呼吸和循环系统功能。它能提高平衡和协调能力，还能帮助"集中注意力"和放松。普拉提可以在任何地方练习，即使是坐着也可以，它不受年龄和身体条件的限制，可以终生练习。基于以上原因，普拉提对于乳腺癌患者来说，是一种极好的治疗方法。

普拉提最早是由约瑟夫·普拉提创编的，用于增强肌肉、增加柔韧性和改善整体健康。它是瑜伽、武术和体操的混合体。在第一次世界大战后，约瑟夫·普拉提从德国移民到美国，他最开始把普拉提称为"控制术"（Contrology），并将东西方哲学和技术融合在一起，教授给了一小群忠实的美国师生。过了些年，在20世纪50年代，约瑟夫·普拉提在纽约的工作室将自己的方法用于舞者康复，但并没有得到多少认可。

普拉提最早的学生之一伊夫·金特里（Eve Gentry）在乳房根治术后，是约瑟夫·普拉提帮她恢复了健康。她的手臂和躯干得到了充分的康复，这是非常了不起的，因为她的淋巴结、胸部肌肉和乳房组织在治疗过程中都被切除了。医生们甚至不相信她用约瑟夫·普拉提的方法取得的成功。普拉提先生是一个走在时代前面的人。幸运的是，现在正在进行的研究已证明普拉提对乳腺癌康复的益处。

练习普拉提有什么好处?

贝丝·马斯特在她的乳腺癌之旅中每天都坚持练习普拉提。这是一种锻炼方式，即使在非常糟糕的日子里，她也总能做到。下面是贝丝在普拉提练习中发现的好处：

1. 你可以用很多不同的姿势练习普拉提：仰卧、俯卧、侧卧、站立或坐姿。

2. 练习和设备可以修改为任何难易级别。

3. 由于普拉提是一种包括手臂和腿在内的全身运动方式，所以练习时可以轻松和自然地锻炼到患侧手臂。

4. 练习原则让你专注于正确、适量、有控制地运动。

5．深胸腔呼吸和多维呼吸模式有助于缓解紧张，促进淋巴引流，并拉伸瘢痕影响的紧绷区域。

6．普拉提为锻炼身体提供了一个温和的入门方法。

7．普拉提可以增强肌肉力量，尤其是乳腺癌手术后肩膀后部和背部中部肌肉的力量。

8．普拉提可以提高日常生活活动（ADL）能力，帮你建立核心力量，让你更容易翻身和来回移动。

9．乳腺癌手术时可能会损伤神经和肌肉，导致术后感觉障碍，普拉提可以改善肌肉的本体感觉和运动感觉。

10．普拉提可以加强腹横肌：这是一块非常重要的肌肉，在TRAM（横向腹直肌肌皮瓣）和DIEP（腹壁下动脉穿支皮瓣）乳房重建术后，锻炼腹横肌对背部的稳定性和力量非常重要。

11．普拉提可以帮助控制膀胱问题，如压力性尿失禁，这是绝经期常见的并发症。许多治疗乳腺癌的方法可能导致尚未绝经的女性进入绝经期，而普拉提有助于加强盆底肌肉力量，这些肌肉负责控制膀胱的排尿功能。

12．普拉提可以转移你的注意力，不再刻意关注身体受损的部位和功能的缺陷，而去主动强化你能做到的事情。无论最初动作多么有限，请相信它的治愈能力，并且你会为自己的身体所能做到的所有动作而感到欣慰。

美国癌症协会《癌症幸存者的营养与运动指南》建议乳腺癌患者在手术后通过放疗和辅助治疗（化疗、内分泌治疗和/或靶向治疗）恢复正常活动。他们建议患者定期锻炼身体，每周至少进行两次力量训练，每周锻炼150分钟。

体育活动对乳腺癌患者还有其他好处，例如：

● 增加积极向上的情绪。

● 改善身体状况和运动能力。

● 改善身体形象。

● 增加性欲。

● 减少抑郁。

● 减少疲劳。

● 维护骨骼健康。

我们都知道运动的好处，但我们需要一个安全的开端，而普拉提就是这样一个温和、安全的开始。

研究发现了什么？

2008年，物理治疗师进行了第一个关于普拉提对乳腺癌患者好处的研究。这是一项只有4名参与者的初步研究，因此能从这项研究中得出的结论是有限的。他们发现，普拉提在12周每周3次的训练中增加了患侧手臂的灵活性。

2010年进行的另一项研究，考察了普拉提运动对女性乳腺癌患者的肢体功能、柔韧性、疲劳度、抑郁和生活质量的影响。每周练习普拉提3次，持续8周。参加完普拉提运动后，在6分钟的步行测试中，受试者的疲劳程度、灵活性、生活质量等表现都得到了改善。这项研究证明，普拉提对于乳腺癌患者是安全有效的。

2012年发表的最新研究发现，在进行普拉提运动12周后，13名参与者的肩部和颈部灵活性得到了提升。在生活质量、身体形象和情绪方面都有改善。虽然受影响的手臂体积增加（淋巴水肿的迹象），但必须注意的是，受试者进行的是没有经过修改的适用于普通人群的练习，并且在12周内频率还有所增加。

乳腺癌患者面临哪些问题？

虽然你已经尽了最大的努力去遵循你的医疗计划，但是仍然可能会有一些挥之不去的身体、情感或认知问题。乳腺癌手术包括切除乳房和淋巴结。由于乳房组织覆盖面积大，可能会使你在日常生活活动、工作和照顾孩子方面遇到困难。此外，化疗和放疗也会引起疲劳和恶心等各种副作用。

以下是治疗期间和治疗后需要注意的事项。作业治疗师或物理治疗师可帮助你恢复功能和能力，提出辅助设备的建议，或训练你使用一些替代方法去满足生活的需要。好消息是这些康复方法，包括本书中提到的普拉提，可以帮助你恢复肢体功能，变得更强壮，并减轻治疗的副作用。

1. 淋巴水肿是乳腺癌患者在切除淋巴结和/或放疗后面临的最常见的情况之一，早期识别对治疗很重要。尽管前哨淋巴结活检（最先接受淋巴引流的淋巴结称为前哨淋巴结）的淋巴水肿率明显较低，但仍有一定危险。因此，无论是腋窝淋巴结清扫还是前哨淋巴结活检，都有淋巴水肿的风险。要了解自己做过什么类型的手术，是否切除了淋巴结，以及应采取的预防措施，一定要自学降低风险的措施。

淋巴水肿是指由于乳腺癌手术和/或放疗而导致淋巴系统受损或受阻时，软组织中的液体积聚现象。淋巴系统负责清除废物，对抗感染，调节体液平衡。手术后，淋巴系统可能会失去执行这些功能的能力，导致"交通堵塞"或淋巴液积聚。淋巴水肿的特征是由于富含蛋白质的液体异常堆积而导致胸壁、手臂、肩膀、脖子、躯干、胸部和/或手部出现肿胀、疼痛、活动减少、紧绷、沉重或刺痛。你可能会感觉自己的首饰太紧或者衣服不合身。

如果发现自己有上述情况，可请你的医生将你转诊到一个有资格认证的淋巴水肿治疗师那里，他可以做一种特殊类型的按摩，来减少身体的"交通堵塞"，并将这种堵塞分流到身体的其他"道路"上。医生可能会建议你每天使用弹力绷带包扎或穿一种可以给手臂施加压力的特殊的衣服，即压力衣，也可戴压力袖套和手套。

2. 患侧手臂失去正常的活动范围和力量。由于组织液大量流失，胸部、躯干和肩部的灵活性会降低，从而削弱你完成日常生活活动的能力，如穿衣、铺床和拿东西。

3. 手术后的疼痛可能会影响颈部、肩膀、胸部和手臂，从而影响其灵活性和力量。乳房切除术后疼痛综合征（PMPS）是一种慢性疼痛，被认为是由手术后神经损伤引起的。患者可能会经历腋下、手臂、肩膀或胸壁的灼痛或射痛（shooting）。引流管口处可能也很痛。

4. 瘢痕组织可能会导致手臂下和切口周围的紧缩，包括引流管处和重建处的瘢痕，都会痒、痛。治疗师可以向患者展示如何进行瘢痕按摩或建议患者使用硅胶垫来减少瘢痕的厚度和红肿。

5. 腋网综合征或"绳结"可能在淋巴结摘除术后不久就出现，或在淋巴结摘除后随时发生。患者可能会发现肘关节无法伸直，无法把手臂伸到一边。通常从腋下到前臂有一根明显的紧绷的绳条索，会出现腋下疼痛，或者把胳膊伸到一边时疼痛。

6. 化疗脑是指化疗引起的认知变化，如注意力、专注力、工作记忆力和执行能力的变化。乳腺癌患者化疗脑的发生率为17%~75%。自我感知到的认知困难比客观测试中的异常更加常见，所以如果你正在经历认知困难，一定要让你的治疗师知道。

7. 化疗诱发的周围神经病变（CIPN）是指化疗药物对周围神经造成损伤并引起功能障碍。这些神经是连接大脑和脊髓与身体其他部位的运动神经、感觉神经和自主神经。CIPN会导致手脚失去知觉，可能有麻木感，对热和冷的敏感性降低，轻触感下降，体位感下降，刺痛，因紫杉醇、卡铂、顺铂或长春瑞滨等药物外渗引起的局部疼痛。摔倒的风险很高，所以站立、行走或跑步时要小心。如何确定你是否正在经历CIPN？可以问问自己：我是不是把东西掉在地上了？我走路有困难吗？我爬楼梯有困难吗？这些感觉是否干扰了我的工作或日常活动能力（如烹饪、清洁、穿衣、写作和打字等是否会受到影响）？

　　妮科尔觉得化疗脑是最难处理的事情。没有人告诉她这种不良反应，所以她很惊讶，也没有做好准备。她无法记住一些事情，也无法像接受化疗前那样说话。她很难记住如何练习普拉提，不能跟上普拉提课堂上别人的节奏，因此不得不在家里练习。

　　让医护人员知道你有认知方面的困难很重要，如多任务处理或简单记忆的困难。请医生给你推荐一位作业治疗师，他可以评估你的认知功能，并为你的日常生活推荐一些简单的适应方法。药物治疗也可能是有益的。

美国国立综合癌症网络（NCCN）专家一致认为，经皮电刺激神经疗法（TENS）可作为有禁忌证或疼痛药物治疗无效CIPN患者的辅助治疗。此外，在治疗对药物没有反应的患者时，针灸也被认为是一种辅助选择。此外，作业治疗师或物理治疗师可以推荐其他有价值的方法来改善功能障碍，或用特殊设备辅助其日常活动。由于普拉提可以坐着或躺着进行，可以增强力量而不用担心摔倒，因此是一种安全的锻炼方式。

8. 骨转移是癌细胞从最初的原发肿瘤区域通过血流扩散到骨骼。这可能会损伤骨骼，使其更虚弱，更容易骨折。骨转移是引起乳腺癌患者疼痛的常见原因。其最常见的转移部位是上肢和下肢、骨盆、胸骨、颅骨和脊柱。骨转移会侵蚀部分骨，留下小洞。因此，骨变得更容易骨折，很小的运动也可能增加患者骨折的风险。我们建议患者进行坐式普拉提，这是最安全的练习，能有效减少跌倒的风险。如果患者乳腺癌已经转移到骨，最好是找一位专门研究乳腺癌的普拉提治疗师，他知道如何为患者调整练习方法。

9. 骨质疏松或骨质减少是指骨量减少和骨密度变小。患者骨折的风险可能会增加，最容易发生骨折的部位是脊柱、手腕和臀部，危险因素包括高龄，变瘦，有骨质疏松症家族史、既往骨质疏松症或骨质减少病史。化疗和内分泌治疗，如瑞宁得（阿那曲唑，译者注）、阿诺新（依西美坦，译者注）或弗隆（来曲唑，译者注），以及卵巢功能抑制，都可能导致骨质流失。一定要进行双能X线吸收（DEXA）检查，以获得骨密度的基线测量值。应确保摄入足够的钙，如对于50岁以上的女性，推荐每天摄入1200mg的钙和600IU的维生素D。负重运动如散步、跳舞、举重，还有普拉提的站立训练可增加关节的负担。但运动也同时可以增强骨骼强度。在开始任何锻炼计划前，请务必与医生提前沟通。

10. 癌症相关疲劳（CRF）是指与癌症或癌症治疗相关的持续疲劳状态，是影响癌症患者生活质量的第一大问题，在接受手术、放疗和化疗的女性患者中最为常见。数据表明，58%~94%的乳腺癌患者经历过CRF，CRF会影响人的幸福感及处理工作和日常生活的能力，以及与家人和朋友的关系。人们发现，散步、骑自行车和普拉提等有氧运动有助于缓解这种疲劳。此外，贫血或低红细胞计数会损害人体的携氧能力，所以一定要知道自己的血细胞计数，看看自己是否在化疗期间贫血，以便判断是否需要减少锻炼。

11. 心脏毒性是化疗药物对心脏的损害。33%的乳腺癌患者可能会经历治疗引起的心脏毒性，所以一定要控制自己的体重，并戒烟以降低风险。

12. 术后感觉障碍。包括切口附近的感觉、幻觉（乳房切除术后感觉乳房还在那里）或与组织扩张器有关的胸闷。乳房手术后有18种感觉，包括触痛、酸痛、牵拉感、疼痛、阵痛、刺痛、紧绷、僵硬、剧痛、跳痛、射痛、麻刺痛、麻木、灼痛、发硬、锐痛、穿透性痛和持续性痛。这些感觉可能反复发生。

13. 关节疾病。主要表现为关节僵硬和疼痛。最近的一项研究发现，50%的乳腺癌患者并发有关节疾病，其中10%的女性服用了他莫昔芬。患者可能会特别注意到，早上自己的手或膝盖僵硬，就像关节炎一样。

14. 体重增加。在治疗过程中，体重的增加是继脱发、皮肤变化及其他影响外貌形象之后被注意到的副作用。如果你已经超重，结合健康饮食和锻炼是恢复健康体重的最好方法。

人的理想体重取决于身高，所以建议基于BMI（体重指数）进行评估。这是一种结合了身高和体重的测量方法。体重指数在18.5~25之间被认为是健康的。由美国国立卫生研究院（National Institutes of Health）开发的BMI计算器应用程序可以在iOS设备上使用，它提供了一种简单的

妮科尔与疲劳做斗争。她发现自己经常不得不停下手头的工作，躺下休息，因而很难回到快节奏的工作中去，无法履行患乳腺癌之前的工作和生活角色。这让她非常沮丧，但是普拉提帮助她恢复了活力。

方法来确定人的BMI。这个信息很重要，因为体重增加可能增加乳腺癌复发的风险。更多的证据表明，体重较重的患者更有可能死于其所患的乳腺癌。肥胖还会增加其他健康问题的风险，如糖尿病或心脏病。健康的饮食习惯和有规律的锻炼计划才是最好的减肥办法!

一些恢复健康体重的建议：

● 每天摄入至少2.5杯的蔬菜和水果。

● 选择100%粗粮食物，如糙米和藜麦。

● 限制红肉和加工肉类，可以从鸡肉、豆类或鱼肉中获取蛋白质。

● 减少坏脂肪（饱和脂肪酸和反式脂肪酸）摄入，增加摄入多不饱和及单不饱和脂肪酸，如橄榄油。

● 练习：逐步适应每周至少5天的锻炼，每天30分钟的温和有氧运动，如快步走或骑动感单车，即每周锻炼150分钟，同时每周应进行两次力量训练（如普拉提）。

乳腺癌手术会影响哪些肌肉？

为了获得最好的康复效果，建议你主动了解受乳腺癌手术影响的肌肉和其他解剖结构。下面介绍哪些解剖结构会受到影响，它们位于哪里，它们的作用，以及手术后为什么需要修复。

如果接受的是乳腺癌保留乳房手术（乳房肿块切除术）（图1），那么癌灶与阴性组织一起被切除。通常，在此过程中要进行前哨淋巴结活检，如果淋巴结活检呈阳性（表明癌症转移），则进行腋窝淋巴结清扫（通常切除12~15个淋巴结）。淋巴结组织清扫部位位于腋窝（肩关节正下方，也称为腋下），上

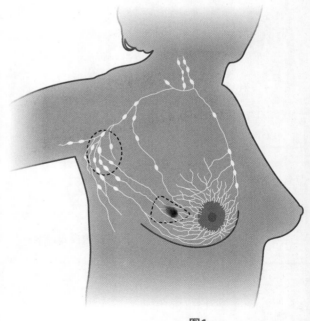

图1
乳房肿块切除术

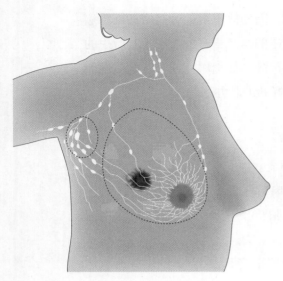

图2
单纯乳房切除术

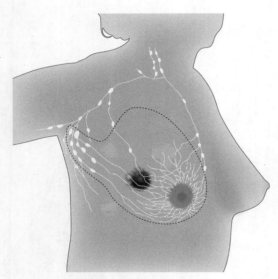

图3
乳房改良根治术

肢功能会受到影响，你可能无法抬起胳膊至超过头部的高度，而且由于瘢痕组织的影响，甚至可能无法摸到后背或脑后。

单纯乳房切除术（图2）和乳房改良根治术（图3）会切除较多的乳房组织，而改良根治术也会切除腋窝淋巴结。

你知道胸部面积有多大吗？答案是从锁骨到倒数第四根肋骨，从胸骨到腋下。乳房组织覆盖腹直肌上部（图4）和胸大肌（胸肌）（图4）。因此，胸大肌会受乳腺癌手术尤其是乳房切除手术的影响，手术可使肩膀和手臂活动困难，难以摸到后背和脑后，甚至会影响深呼吸时肋骨的运动。

肩部和肩胛肌肉如前锯肌和背阔肌（图4）也会受手术影响。此外，腹直肌也会受到影响，特别是接受乳房切除联合TRAM乳房重建术的患者。

胸大肌（图4）位于乳房组织的正后方。它的作用是上抬手臂，向下和向侧方旋转手臂。做俯卧撑会使它变得强壮。胸大肌通常非常紧张，尤其是乳房切除术后，由于瘢痕组织形成，感觉会更加明显。

前锯肌（图4）的作用是使肩胛骨向上和向前旋转，称为前伸。例如，当你伸出手去拥抱你的爱人时，就会使用到这块肌肉。腋窝淋巴结清扫可能影响该肌肉。手术后前锯肌可能变得又紧又弱。

背阔肌（图4）可以帮助手臂去抓挠后背和侧面，还可以帮助你推动椅子。腋窝淋巴结清扫也会影响这块肌肉的功能。背阔肌可以移至乳房区域用于乳房再造手术。

腹直肌（图4）使躯干向前弯曲，如弯腰穿上袜子和鞋子。每个人都想努力锻炼这个部位，以获得"六块腹肌"的外观。它也连接肋骨，协助进行普拉提呼吸。腹直肌可与腹部脂肪一起被用于乳房切除术后的带蒂皮瓣乳房重建。手术会影响这块肌肉，并影响核心力量，并可能在术后出现背部问题。不过普拉提运动可以帮助恢复这些肌肉的功能。

普拉提有什么帮助？

普拉提通过活动肩胛肌肉来促进肩关节的活动，并强调良好的肩胛稳定性。许多练习，如空中剪刀、坐姿美人鱼侧弯、矫正棍上举、肩胛骨上抬和下沉、肩胛骨前伸和回缩，都可伸展和加强前文提到的每一块肌肉。

此外，你还可以锻炼普拉提能量中心（powerhouse），也就是由横腹肌、多裂肌、盆底肌和膈肌四组肌肉组成的核心肌群。

腹横肌（图5）就像包裹在躯干周围的束身衣，以聚拢腹部肌肉。收缩时，它与背部脊柱两侧的小肌肉群——多裂肌（图5）协同运动以稳定躯干。盆底肌与膈肌协同工作。盆底肌（图5）的作用是为腹腔内容物提供重力支撑，包括尿液和粪便的流动。有趣的是，当你练习普拉提并激活腹横肌时，盆底肌也会开始活动。当这些肌肉运动时，通常很难感觉到。小便时，可以尝试憋尿，尽量阻止尿液的流出，这样你就会感觉到盆底肌的存在。平卧、屈膝，在双腿之间放一个健身球，用内收肌（大腿内侧的肌肉）挤压健身球，可以帮助唤醒盆底肌。年龄增长、患某些疾病或怀孕，盆底肌会失去力量和耐力，导致膀胱控尿功能出现问题。

膈肌（图5）是呼吸运动的主要肌肉，它也与腹横肌一起工作。普拉提呼吸有时被称为胸腔呼吸，因为呼吸时随着胸大肌的伸展，胸廓和

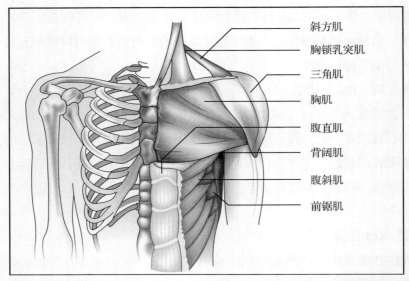

斜方肌

胸锁乳突肌

三角肌

胸肌

腹直肌

背阔肌

腹斜肌

前锯肌

图4　乳房附近肌肉

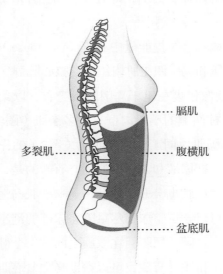

膈肌

多裂肌

腹横肌

盆底肌

图5　核心肌群

胸腔向三个维度扩张（前、侧、后）。普拉提呼吸有助于促进运动，提高肺活量，集中注意力。

构成能量中心的四组肌肉都与脊柱相连，维持脊柱的稳定性。学习激活核心肌群，将有助于在抬腿、散步、跑步或跳跃时维持脊柱的稳定性，也有助于防止TRAM乳房重建手术后腹部虚弱。这种手术有可能导致背部问题，削弱躯干向前移动的能力，如弯腰系鞋带。

锻炼这四组肌肉也有助于改善姿势，好的姿势能给你一个有力量的开始。乳腺癌手术后，你可能倾向于将患侧的手臂放在一侧，就像折断的翅膀一样。你的背部可能会因为乳房和腋窝淋巴结切除区域的紧绷和疼痛而变圆。通过普拉提矫正背部并伸展胸腔，对于恢复呼吸及背部和肩膀的柔韧性很重要。此外，正确的姿势还可以帮助你避免将来遇到其他问题。例如，无精打采的姿势会给腰椎间盘造成很大的压力。想象一下，在以这种姿势坐8个小时之后，身体会发生什么变化！

普拉提教会你开发和使用核心力量，而不是使用更多的浅表肌肉。这样可以使肩膀更放松，颈部和头部更容易移动，同时可减轻臀部、腿部和脚部的压力。此外，还能减轻受压器官的压力，促进血液循环。

如何使用这本书

本书包括练习普拉提前的热身——拉伸和四种不同的普拉提练习。每个练习分为三个阶段。第一阶段的练习有助于改善运动范围，第二阶段和第三阶段的练习是为了提高力量和耐力。每一阶段的进展都有助于安全地继续练习，迎接新的挑战。要结合身体的具体状况练习，如果因为疾病的问题或治疗副作用，无法按照预定的阶段进行练习，不要过分强求进度。化疗的副作用会使人虚弱不堪，所以一定要在需要的时候调整自己的节奏和休息。

第二部分——拉伸：拉伸集中在肩膀和脖子。这些部位在手术后通常很紧，会导致肩膀失去活动能力。洗个热水澡，在锻炼时间的开始和结束时做这些拉伸运动。

第三部分——垫上普拉提：如果你能过渡到垫上，那么这种练习是适合你的。平躺在垫子上，让肌肉紧贴地板，有助于放松。

第四部分——TRAM或DIEP乳房重建手术后普拉提练习：如果你曾行TRAM或DIEP乳房重建手术，这个渐进计划是为你设计的。

第五部分——椅子普拉提：如果你还无法进行垫上普拉提，或者双脚不稳，可以从这个练习开始。

第六部分——站立普拉提：对于那些想要增加负重锻炼和改善平衡的人来说，这是一个更具挑战性的练习。

选择一种最适合你，让你觉得最舒服的锻炼方式。例如，如果你不能下地活动或者你的背部弯曲有困难，可以选择椅子普拉提。如果你想通过负重锻炼来建立和维持骨骼健康（任何脚和腿的运动，都会使用肌肉和骨骼对抗重力），并且脚没有周围神经病变或麻木，那么站立普拉提是一个很好的选择。

记住要善待自己，倾听自己的身体，慢慢开始，疼痛是锻炼过度的标志。如果把疼痛分为从1到10的等级，1代表非常轻微的不适，10代表非常疼痛，如分娩疼痛。练习可能会感到轻微不适，但不应该感到疼痛。使用普拉提呼吸帮助你完成较困难的动作。你应该感到轻微的拉伸，但要在"无痛"的感觉范围内练习。开始的时候，可能只能做3~4个练习，这是可以的。这本书的目的不是要压垮你，而是为你提供更多的选择！随着力量和耐力的恢复，可以逐渐增加练习的次数。

每天或每周尽可能多地做这些练习。你越是坚持锻炼，锻炼的频率越高，感觉就越好。

开始

● 找一个安静的练习场所，但是如果某些软件的音乐或舒缓音频能让你平静下来，也可以使用。

● 确保有足够的空间放置浴巾、瑜伽垫或普拉提垫，以缓解脊柱和背部。

● 穿宽松、舒适的衣服，以便活动更加灵活。

● 垫上普拉提通常是光脚进行的，不需要穿鞋子或袜子。然而，当练习椅子或站立普拉提时，可能需要穿硬底鞋。

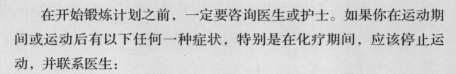

在开始锻炼计划之前，一定要咨询医生或护士。如果你在运动期间或运动后有以下任何一种症状，特别是在化疗期间，应该停止运动，并联系医生：

- 迷失感
- 头晕
- 视力模糊或晕倒
- 突然出现恶心或呕吐
- 不正常的或突然出现的呼吸急促、气喘

- 不规则心跳
- 心悸或胸痛
- 大腿或小腿疼痛
- 肌肉痉挛
- 突然出现肌肉无力或疲劳

不需要买很多昂贵的设备来练习普拉提，很容易在家里找到的物品，如毛巾、枕头或柱子都可以使用。在购买杠铃之前，可以先使用装满液体的饮料瓶。当你的力量恢复时，你会发现以下物品很有用：

- 普拉提垫或浴巾。注意：普拉提垫比瑜伽垫厚。
- 垫子、小枕头、毛巾等可以支撑头部，保持颈部位置正确。在俯卧位时，还可以用来保护重建的乳房。
- 靠枕。可以在练习椅子普拉提时使用，以保护背部。
- 弹力带。
- 哑铃（0.5～1千克）。
- 健身球。
- 普拉提圈。
- 矫正棍（也可以用伞代替）。
- 中等大小的瑜伽球（直径18~23厘米）。
- 大型治疗球（大小取决于身高，直径55~65厘米的治疗球适合身高155~173厘米的练习者）。

其他建议

1. 在练习普拉提前后进行拉伸，也可以洗个热水澡来热身。

2. 回顾普拉提原则，这样你就能明白在每次练习中什么是重要的。

3. 仔细阅读每个练习的说明，注意任何可能需要的器具，并在必要时进行更改。

4. 每次集中精力做几个练习，掌握之后再进行难度更大的练习。

5. 如果运动太困难或太痛苦，请向康复治疗师或普拉提教练寻求帮助，减少重复运动，放低患侧手臂或取消锻炼。在切口痊愈前的最初几周，你可能会经历一次轻微的拉伤。练习时一定要深呼吸，循序渐进。

6. 每天两三次少量运动来增强你的力量和耐力。

7. 交替锻炼手臂和腿部，以防止手臂疲劳。感到劳累时应休息。

8. 一旦你的运动达到一定程度，并且你觉得进行第一阶段的练习很舒服，试着进行第二阶段和第三阶段的练习来增强你的力量。如果你有淋巴水肿的风险（经历过淋巴结清扫和/或放射治疗），在第二阶段或第三阶段使用哑铃和/或弹力带进行抗阻训练时，应戴压力袖套和手套。

9. 记住，鼻吸、口呼。

10. 多喝水来保持水分。

11. 养成一个好习惯通常至少需要4周，要有耐心，坚持锻炼。

普拉提原则

　　每一位普拉提练习者都应该遵循以下原则，以确保练习是正确和安全的。在普拉提中，少即是多，重点是正确的开始姿势和正确地执行练习。普拉提中没有无用的动作，重复的次数一般为5~8次（百次拍击除外）。在每次练习中，呼吸是非常重要的。

首先关注正确的动作要领，然后加上普拉提呼吸。

如果你以前从未练习过普拉提，需要考虑的问题可能比较多。我们建议你先和一个受过普拉提训练的人一起练习，以帮助你尽快掌握要领。

胸式呼吸和腹肌锻炼拉伸了我的胸腔，有利于瘢痕组织的管理。

——Beth Mast

1.呼吸

呼吸使血液充满氧气，连接身心。它是联系交感神经"战斗或逃跑"和副交感神经"镇定"之间的纽带。普拉提呼吸可使你更加放松，注意力更加集中，并有助于激活肌肉。每次呼吸都被用来启动和支持普拉提运动。你会想把呼吸和普拉提运动联系起来的。通常，吸气准备，呼气执行动作。当然，具体情况会因动作的不同而有所不同。

普拉提呼吸被称为"胸式呼吸"或"肋间呼吸"，因为吸气时胸腔会膨胀，呼气时肋骨会靠近。

用鼻子吸气，就像闻玫瑰花一样。把手指放在胸部，感受胸腔的扩张。

通过噘起的嘴唇呼气，就像吹灭蜡烛一样，把腹肌拉向脊柱，这样可以激活腹横肌。呼气越深，肌肉越活跃。肌肉的激活应该感觉非常柔和，因为它更像是腹部的微微收紧。腰背部和骨盆应该保持静止，臀部和大腿保持放松。

呼吸和动作的协调是目标。可能一开始会很难，但请坚持下去。如果呼吸的顺序混乱了，也不要屏气——继续呼吸！

2.专注

必须有意识地关注每一个动作。一旦对这些动作比较熟悉，可以闭上眼睛练习，这样会对该动作的体会更深。手术后，你可能会丧失一些感觉能力，如感知不到肌肉的正常工作。闭上眼睛有助于改善这种感觉，倾听自己的身体，把注意力重新集中在适当的身体运动上。

3.控制

控制，意味着在练习中保持适当的姿势、身体排列和练习效果。如果有抽搐、颤抖、紧张和/或疼痛，会无法控制自己的身体。你可以限制这些动作，如果需要的话可以减小动作的幅度以重新获得控制。

4.核心

在普拉提运动中，所有的动作都来自"能量中心"或核心，也就是前文描述的腹肌。学习正确使用核心肌肉可改善姿势，稳定脊柱，并提高运动质量。因此，每次锻炼都是腹部锻炼。每项运动包括膈肌、腹横肌、盆底肌和多裂肌。想象这些肌肉就像紧身衣一样束紧腰部，这样有助于激活这些肌肉。

5.精准

每一项练习都应按照固定的形式，准确地进行。正确的开始位置和姿势至关重要，渐进地按标准练习，不要急躁。

6.肌肉锻炼均衡

在身体一侧所做的每个动作，也要在另一侧做。例如，右臂所做的运动，左臂也需要同样进行。

7.节奏/流畅

普拉提的所有动作都有节奏感，动作要优雅、流畅。

8.全身运动

通过呼吸，使用核心肌肉、手臂和腿，使全身都运动起来（当然有些练习根本不使用手臂）。

9.放松

呼吸有助于全身肌肉的放松。在开始练习之前，应该释放不必要的紧张情绪。你可以锻炼身体的某个部位，放松其他部位。

忠告

如果你已经接受了乳房扩张器植入手术，请坚持在医生的指导下进行运动。一般手臂只能抬高90°，即和肩部水平。只有在医生允许的情况下，才可以使用哑铃或阻力带。

1.贫血（红细胞计数降低）

贫血会影响你的耐力，你可能需要减少锻炼量。

2.腰背部问题，如脊椎滑脱、椎管狭窄和脊柱关节炎

对于腰背部问题及椎间盘损伤和骶髂关节功能障碍，请在锻炼前咨询医生和护士。脊柱中立可能不适合你，在医生准许的情况下可以采用骨盆后倾位练习。

3.淋巴水肿

如果你有上肢淋巴水肿或有水肿的风险，明智的做法是与淋巴水肿治疗师配合，以确保你的进度不会太快。他们可能会建议你在运动时戴上袖套和手套。上半身的重复动作不应太多，应无负重或少负重。开始时不要进行负重练习，以便慢慢理解如何正确地练习。在一开始就进行坐姿美人鱼侧弯、四足游泳、猫式伸展或天鹅式对你来说太难以承受，因为这些动作把大量的体重压在上肢。当进行侧卧练习时，患侧手臂应置于舒适位置。如果侧卧练习不舒服，应该取消。负重和重复练习不应该同时增加，上半身的练习应该和下半身的练习交替进行。

4.转移性癌

如果癌细胞已经转移到髋关节或脊柱，强烈建议你做椅子普拉提练习，同时要参考对骨质疏松症患者的建议。

5.中性粒细胞减少（低白细胞计数）

中性粒细胞减少可影响你的抗感染能力，所以如果发热超过38℃，应取消运动。

6.骨质疏松症

由于化疗和芳香酶抑制剂导致的过早绝经，许多患者有患骨质疏松症的风险。建议进行DEXA检查，来确定骨密度和哪些部位可能存在骨密度降低。

因为普拉提强调脊柱的运动和脊柱的向前屈，所以如果患有骨质疏松症的话，很多普拉提动作都无法开展（有潜在的危险）。对于患有骨质疏松症的女性来说，在遵循安全指导的情况下，椅子普拉提和站式普拉提是不错的选择。

如果脊柱骨密度低，当仰卧位脊柱向右、向左旋转，或向右、向左弯曲时，头不要离地。保持头部在垫子的练习，仍可以使你得到好的核心锻炼。

如果你有髋关节骨质疏松症，那么大部分侧腿系列动作应该修正减少，或者从你的练习计划中去掉。

7.周围神经病变

周围神经病变可导致手脚麻木和无力。一定要每天检查你的脚，因为那个部位的感觉可能已经减弱了。运动时要小心，因为普拉提通常是赤脚进行的。可穿防滑底的鞋子，以增加抓地力和牵引力，减少在运动时摔倒的风险。坐式普拉提可能是个不错的选择，站式普拉提可能不安全，因为站式容易失衡。

8.血小板减少症（低血小板计数）

血小板减少症会增加瘀伤和出血的风险，应避免发生伤害或摔倒的高风险活动。如果你有这种并发症，椅子普拉提是很好的选择。

9.手腕或手受伤

手腕或手的损伤可能需要一些运动调整，如减少手部负重，用前臂代替手腕承受重量（天鹅式），或者减少把负重放在手上的练习，如四足游泳或者猫式伸展。健身手套、护腕手套可能对你有帮助。

第二部分
拉伸

　　拉伸有助于提高关节的灵活性或活动幅度，缓解颈部、肩部和背部的紧张，为运动做好准备。但患者需要经医生允许后，才可以做拉伸运动。拉伸之前，先原地踏步3~5分钟或者洗热水澡进行热身。普拉提运动前后都需要进行拉伸。如果感觉手术切口处有张力，可以尝试深呼吸，但如果切口处出现疼痛，就不要继续拉伸了。

　　从每次拉伸保持10~20秒开始，逐渐增加到20~30秒。即便最初仅仅只能坚持几秒，也完全没问题。重复做5~10次。

颈部拉伸：摇头伸颈

目的： 拉伸颈部肌肉有助于促进颈部和肩部的灵活性。因为不需要辅助器具，所以颈部拉伸很容易进行。

练习禁忌： 存在任何已知的颈部问题。

器材： 无。

▶ **开始：**

　　站立或坐姿，双脚分开与髋同宽，眼睛直视前方，颈部挺直。下巴和胸部之间保持一个橘子大小的距离。

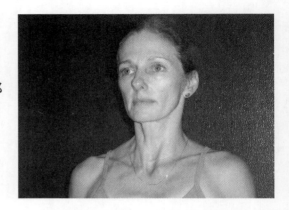

▶ **伸展：**

　　吸气，呼气的同时将头向右转，眼睛看向右肩。

　　保持10~20秒，保持规律的呼吸。

　　吸气，同时头回正。

　　左侧重复同样动作，眼睛看向左肩，保持10~20秒，保持规律的呼吸。这个动作看起来就好像是"不"的肢体语言。

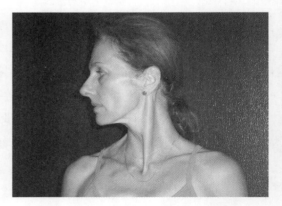

▶ **注意事项：**

　　保持双肩放松，头部向左右转动时不要耸肩。

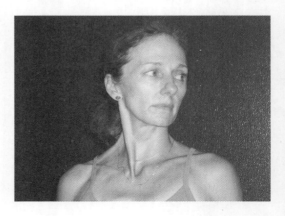

颈部拉伸：点头伸颈

目的：促进颈部灵活性，让你更容易抬头看衣橱或低头看脚。

练习禁忌：存在任何已知的颈部问题。

器材：无。

▶ **开始**：

站立或坐姿，双脚分开与髋同宽，眼睛直视前方，颈部挺直。下巴和胸部之间保持一个橘子大小的距离。

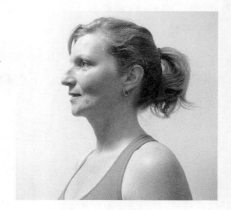

▶ **伸展**：

吸气，呼气的同时朝向天花板抬下巴，保持10秒，保持规律的呼吸。

吸气，呼气的同时朝向地板收下巴，保持规律的呼吸。

这个动作看起来就好像"是"的肢体语言。

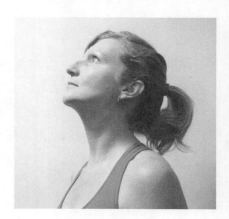

▶ **注意事项**：

活动颈部的时候，双肩保持下沉。

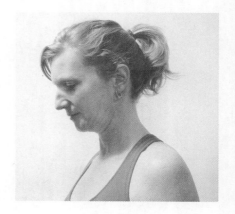

颈部拉伸：耳朵到肩膀

目的：拉伸颈部和肩膀之间的区域。

练习禁忌：存在任何已知的颈部问题。

器材：无。

▶ **开始**：

　　站立或坐姿，双脚分开与髋同宽，眼睛直视前方，颈部挺直。下巴和胸部之间保持一定的距离。

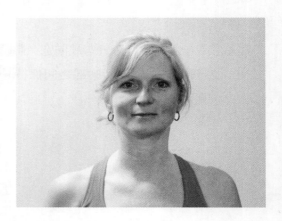

▶ **伸展**：

　　吸气，呼气的同时将右耳向右肩贴近，保持10~20秒，保持规律的呼吸。

　　吸气，同时头回正。

　　呼气，将左耳向左肩贴近，保持10~20秒，保持规律的呼吸。

　　吸气，同时头回正。

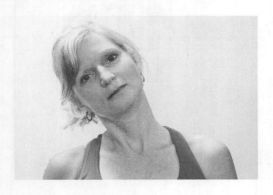
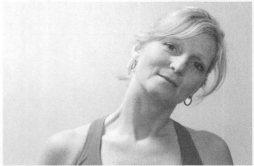

▶ **增加难度**：

● 为了进一步拉伸，将右手置于头左侧，轻轻地把头部拉向右肩。左侧重复同样的动作。

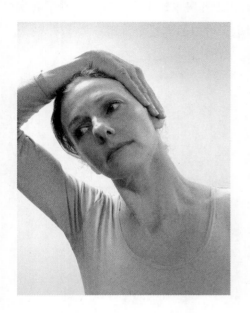
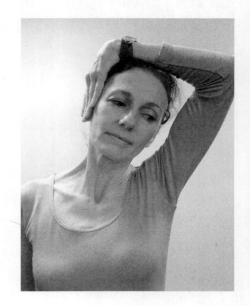

▶ **注意事项**：

只能在无痛区域内拉伸，且动作轻柔。

靠墙天使

目的： 打开胸大肌和胸小肌，提高肩部活动能力。只有这些肌肉被充分拉伸，才能让人像鸟儿飞翔一样舒展。掌握这个体式需要花费一定的时间，所以要有耐心。

练习禁忌： 如果你做过乳房切除术、TRAM或DIEP乳房重建手术，或刚接受了乳房扩张器植入手术，这个练习可能开始会比较困难，可以放弃这个练习。

器材： 墙壁。

▶ **开始：**

　　背靠墙站立，双脚距墙15~30厘米，髋部打开，双脚平行。

　　手臂靠墙做"球门柱"状举起（做"投降"姿势举起，译者注）。眼睛直视前方，颈部向上延展，下巴和胸部之间有一定的距离。

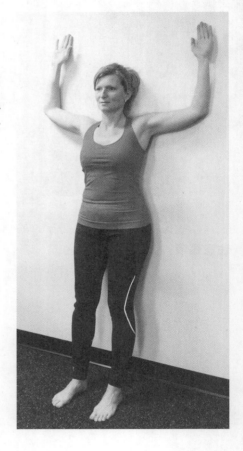

▶ **伸展:**

　　吸气，呼气的同时手臂沿墙壁向上滑动，直到手臂几乎伸直。

　　在舒适的情况下，在最高点保持10~20秒，保持有规律的呼吸。

　　呼气，同时手臂回到起始位置。

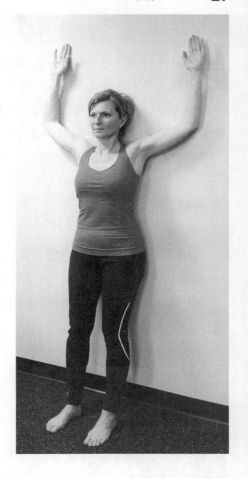

▶ **注意事项:**

　　在整个练习过程中保持肩胛骨稳定，不要耸肩。

　　这个练习真的帮助我伸展了手臂和胸部。

—Grace T.

坐姿开胸

目的：拉伸胸部和肩部的肌肉，加强中背部肌肉，改善姿势。

练习禁忌：如果你刚接受过乳房扩张器植入手术，或做过TRAM或DIEP乳房重建手术，练习参照"降低难度"部分。

设备：椅子、中等大小的健身球（型号可根据自身情况选择）。将健身球夹在两膝之间，有助于激活盆底肌和腹横肌。

▶ **开始：**

坐在椅子边缘。

双手轻轻放在耳后，不要交叉。

▶ **伸展：**

吸气，呼气的同时把肘部像翅膀一样向两侧延展。想象用肩胛骨夹核桃的感觉。这个运动幅度可以不大。

保持10~20秒，保持规律的吸气和呼气，你会感觉到背部中间的肌肉在工作。

吸气，同时肘部回到起始位置。

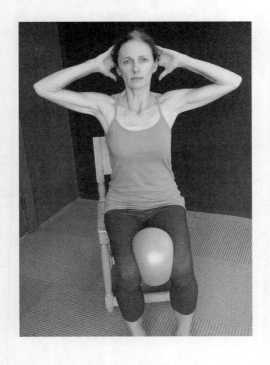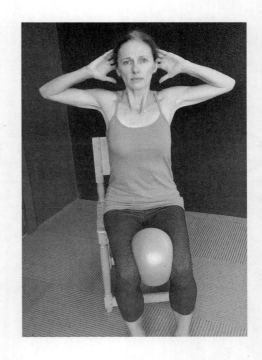

▶ **注意事项**：

　　运动在不感觉到疼痛的前提下进行。

▶ **降低难度**：

● 双手放在胸前，肘部放在身体两侧，而不是耳后。肘部打开，置于身体两侧，像张开翅膀一样并保持住。然后，慢慢地回到起始位置，就像拍打翅膀一样。这个运动幅度不大。

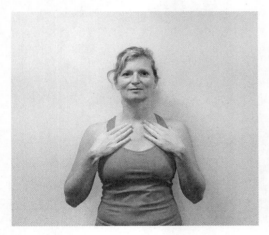 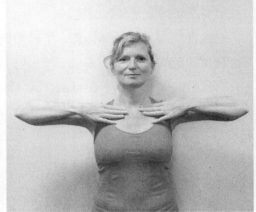

交错手

目的：拉伸手腕、前臂、肩膀和上背部。

练习禁忌：如果你刚接受过乳房扩张器植入手术，或做过TRAM或DIEP乳房重建手术，在医生准许之前手臂活动范围不要超过90°。

设备：中等大小的健身球（坐姿练习时可选用）。将健身球夹在两膝之间，有助于激活盆底肌和腹横肌。

▶ **开始**：

该动作可以采取坐姿或站姿。

坐姿：坐在椅子边缘。

站姿：双脚分开与髋同宽。

双眼直视前方，颈部伸直，下巴和胸部之间保留一定的距离。

双臂向前伸展，双手在身前交叉。掌心朝向自己。

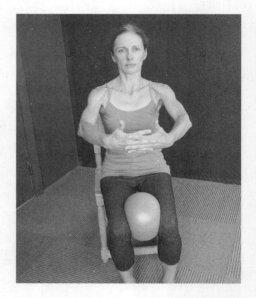

▶ **伸展**：

吸气，呼气的同时向头顶方向举起两臂。

再次吸气，呼气的同时保持这个姿势10~20秒，保持规律的呼吸。

吸气，呼气的同时双臂回到起始位置。

吸气，呼气的同时双手翻转，掌心朝前，手背朝向自己。

吸气，呼气的同时保持这个姿势10~20秒，保持规律的呼吸。

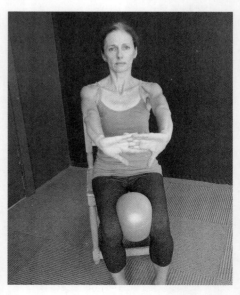

▶ **注意事项：**

　　整个动作过程中，保持双肩下沉，不要耸肩。将双臂举至头顶时，注意保持头部稳定。

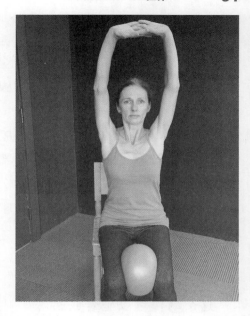

▶ **调整难度——降低张力：**

● 弯曲肘部，以减少手腕和肩膀的拉伸强度。

毛巾辅助运动：侧身拉伸

目的： 使用毛巾或浴巾可以帮助拉伸。拉伸的部分包括身体两侧的背阔肌和腋窝（腋窝淋巴结可能已经被切除）。在从架子上伸手拿东西的时候，这些肌肉起到很重要的作用。

练习禁忌： 如果你患有脊椎骨质疏松症，不建议做这个练习。如果刚接受过乳房扩张器植入手术，或做过TRAM或DIEP乳房重建手术，只有得到医生的许可，才可以做该运动。

设备： 毛巾或浴巾。中等大小的健身球（坐着做练习时可使用）；将健身球夹在两膝之间，有助于激活盆底肌和腹横肌。

▶ **开始：**

这个动作可以坐着或站着做。

坐姿：坐在没有扶手的椅子边缘。

站立：双脚分开与髋同宽。

双眼直视前方，颈部伸直，下巴和胸部之间保留一定的距离。

双手水平握住毛巾。

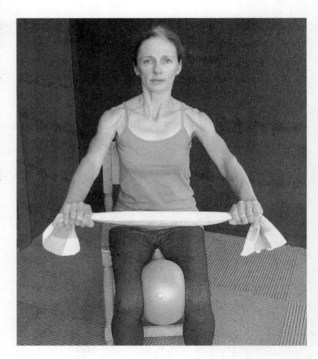

▶ **伸展：**

　　吸气，呼气的同时将毛巾拉至头顶。

　　吸气，呼气的同时举起双臂向右侧拉
伸。用毛巾做一条对角线。身体左侧会感
到被拉伸。保持10~20秒，同时保持规律
的呼吸。

　　吸气时回正，呼气并在左侧重复同样
的动作。身体右侧会感到被拉伸。

▶ **注意事项：**

　　保持双肩下沉并在无痛的范围内活
动。

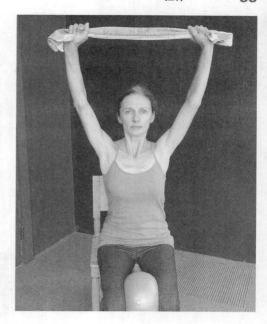

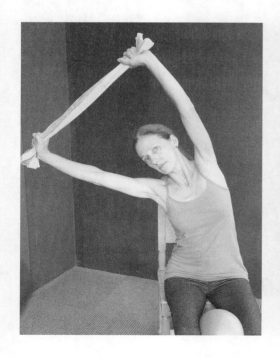

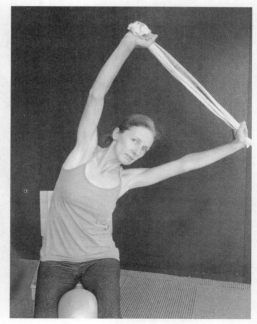

毛巾辅助运动："W"式拉伸

目的：通过拉伸紧绷的胸肌和加强中斜方肌改善姿势。

练习禁忌：如果你刚接受过乳房扩张器植入手术，或做过TRAM或DIEP乳房重建手术，只有得到医生的允许，才可进行此练习。

设备：毛巾或浴巾。中等大小的健身球（坐着进行练习时可使用）；将健身球夹在两膝之间，有助于激活盆底肌和腹横肌。

▶ **开始**：

这个拉伸动作可以坐着或站着做。

坐姿：坐在椅子的边缘，双脚分开与髋部同宽。

站立：双脚分开与髋同宽。

双眼直视前方，颈部伸直，下巴和胸部之间保留一定的距离。

双手水平握住毛巾两端。

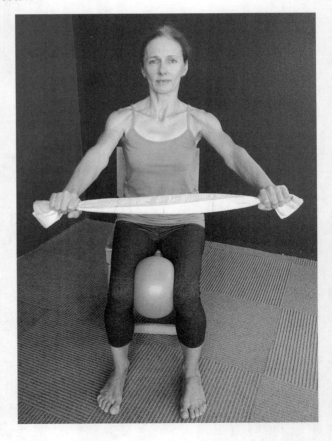

▶ **伸展**：

　　吸气，呼气的同时肘部向后弯曲成字母"W"形。保持10~20秒，保持有规律的呼吸。你会感觉到背部肌肉在工作。

　　吸气并回到起始姿势。

▶ **注意事项**：

　　该练习以感到轻微不适而不疼痛为准，具有一定的挑战性。

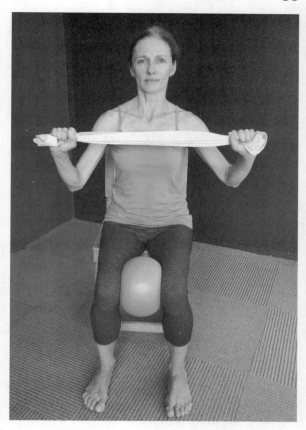

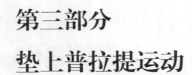

第三部分
垫上普拉提运动

　　如果医生允许，可以带着引流管进行适当的垫上普拉提运动。引流管通常于术后10~14天拔除，在此期间练习时一定要小心。如果术后没有携带引流管或只进行了乳房肿块切除术而没有切除淋巴结，则可以在术后第一天就开始这一锻炼。如果在地上练习有困难，可以在床上进行。

　　需要注意，在自己能够忍受的疼痛范围内，以及身体不感到太过疲惫的情况下，遵医嘱锻炼2周，这一点很重要。最好是少做重复练习，或宁可不练习，也不要强迫做超越自己能力极限的练习。建议跟随专业的物理治疗师或作业治疗师进行锻炼，因为他们在乳腺癌患者的特殊需求和关注点方面受过专业教育。

　　如果有淋巴水肿的风险，可以听从保健专家的建议，戴压力袖套和手套。使用哑铃锻炼时动作要缓慢，并且不要在增加哑铃重量的同时增加重复练习的次数。从较轻的重量开始练习，如0.5千克。

　　如果刚接受过乳房扩张器植入手术、TRAM或DIEP乳房重建手术，只有得到医生的允许才可使用哑铃或弹力带锻炼。中止锻炼或调整难度应在医生指导下进行。

　　如果有背部问题，练习时请使用骨盆后倾位，而不是骨盆中立位。

　　如果有骨质疏松症或脊椎骨质减少症，应避免弯曲或旋转背部。

　　如果正在接受化疗，请遵从医生的建议并做好防护措施。

阶段1：保护阶段

　　每侧肢体都要将该练习的每一步骤重复做3~5次。这一阶段持续大约2周，或直到你可以比较舒适地进行更有难度的练习为止。在继续进入下一阶段的练习之前，练习时的感受应该是轻松的、没有不适感的。练习应该建立在每天进行、循序渐进的基础上。

　　这个阶段的目标是确保组织愈合，且不牺牲胸部和手臂的活动度与灵活性。在这些练习中，只活动手臂，直到它们可以与肩膀成90°。在这个阶段中，要经常使用患侧肢体去解决日常生活中的问题，如刷牙、喷香体喷雾或擦桌子。

　　进入阶段2和阶段3的练习时，可以用阶段1的练习来热身。

- 骨盆位置：中立位和后倾位。
- 呼吸。
- 仰卧放松颈部。
- 肩胛骨上抬和下沉。
- 肩胛骨前伸和回缩。
- 肘关节屈曲和伸展。
- 桥式。
- 足跟滑动。
- 原地踏步。
- 矫正棍上举。

阶段2：功能恢复

在适应了阶段1的练习并得到医生的允许后，可将阶段2的练习增加到常规练习中，并至少持续2周。交替进行手臂和腿部锻炼以减少疲劳。从开始的每个练习重复3~5次，逐渐增加到5~8次。以下练习要在自己感觉舒适的范围内进行。

- 手臂空中剪刀。
- 手臂浮动。
- 足尖点击。
- 简易百次拍击（屈膝，双脚放在垫子上）。
- 侧卧开胸1式。
- 背部伸展。

经过2周的锻炼后，或者在觉得进行以上练习比较舒适时，可增加以下练习：

- 单腿画圈。
- 单腿上踢。
- 小天鹅式。
- 美人鱼式。

阶段3：力量和耐力的恢复

在完成阶段1和阶段2的练习没有疼痛或不适时，可增加下面的练习。首先重复练习3~5次，逐渐增加到5~8次。

- 侧卧肩袖推举。
- 侧卧开胸2式。
- 双腿踢。
- 游泳式。
- 侧卧抬腿。
- 百次拍击
- 简易十字交叉。

对于所有的练习，建议最多重复5~8次。但每个人应根据自己的情况，在自己耐受的范围内锻炼。治疗的副作用会影响力量和耐力，因此每天的感觉可能都不一样，所以请对自己温柔一点，不要强求一定要练习多少次。

请记住：

- 普拉提练习前后要拉伸，或者洗个热水澡来热身。
- 将垫子、小枕头、毛巾或瑜伽砖放在头下，可以帮助头部在侧卧或仰卧时处于恰当的位置。
- 在两膝之间夹一个中等大小的健身球，有助于激活盆底肌和腹横肌，使其能感觉到肌肉在工作。腹横肌被激活时，可以感到腹部颤抖。
- 为防止疲劳，可以手臂和腿交替运动，必要时可休息一下。
- 喝足够的水以保持机体水分。

什么是良好的仰卧姿势（平卧在垫子上）？

在开始垫上普拉提练习之前，做一个身体检查，以确保在身体健康的前提下开始练习。

问自己以下问题：

● 我的脚和膝盖是在一条线上吗？脚趾和足跟力量均衡吗？我的脚趾是向前的吗？

● 我的膝盖中心和我的中趾在一条线上吗？分布于两脚的重量均衡吗？

● 我的膝盖和臀部是在一条线上吗？（想象从臀部到膝盖画一条线）

● 我的骨盆和地板在同一水平吗？是中立位吗？如果存在背部问题，是骨盆后倾位吗？

● 两侧髋骨都指向天花板了吗？

● 两手臂放松地置于身体两侧了吗？

● 我的肩膀是水平并处于中立位而没有耸肩吗？

● 肩胛骨是否处于中立位（贴在垫子上），以防止向前移动？

● 我的胸腔是柔软并下沉的吗？

● 我的下巴是内收，而颈部是拉长的吗？

● 我的头和颈与脊柱是位于同一直线的吗？是否颈部拱起，头太前倾了？（如果没有成直线，或在仰卧时颈部疼痛，可使用护垫、小枕头、毛巾或者瑜伽砖垫在头下以便达到正确的位置。）

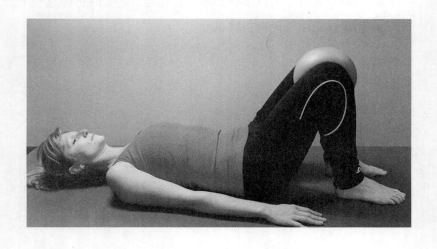

阶段1　保护阶段

骨盆位置：骨盆中立位和骨盆后倾位

目的：学习如何找到骨盆中立位、脊柱中立位和骨盆后倾位。

脊柱中立位是脊柱的自然位置，当脊柱的三个生理弯曲——颈曲（颈椎）、胸曲（胸椎，中背部）和腰曲（腰背部）都存在并且曲度良好，这是脊柱最有力的位置，可支持所有的运动及减少受伤的风险。这也是大多数普拉提运动中脊柱的理想位置，就如前文提到的，它是一个对我们大多数人来说都需要实现的目标。如果你不能实现脊柱中立位，可以采取骨盆后倾位。骨盆后倾位是使腰背部尽量紧贴地面，脊柱与地面之间没有缝隙。想象将你的下半身陷到沙子里，骨盆向鼻子方向倾斜。如果你存在背部问题的话，在需要抬高双腿的普拉提运动或其他任何练习中，骨盆后倾位都有助于保护背部。骨盆的位置决定了脊柱的位置。

练习禁忌：任何背部问题，在进行普拉提练习时都要采取骨盆后倾位。

设备：垫子、小枕头、毛巾或瑜伽砖（如果需要的话，置于头部下方）。中等大小的健身球（可选；将健身球夹在两膝之间，将有助于激活盆底肌和腹横肌，防止你的膝盖塌陷）。

▶ **预备**：

仰卧，双膝弯曲，双脚着地，臀部分开。

把双手的无名指和小指放在髋骨上，食指指向耻骨，拇指指向肚脐。两手做一个心形。

▶ **练习**：

轻轻前后移动骨盆几次，直到双手在同一平面上，并与地面平行，此时骨盆位于中立位。骨盆中立位时，脊柱也是中立位的。

- 中立位=拇指和食指在同一平面上，并且两侧距离一样。

从中立位开始，轻轻向鼻子方向倾斜盆骨，这样背部就会平放在地板上。此时拇指会比食指低，现在是骨盆后倾位。

● 骨盆后倾位=骨盆轻轻向鼻子方向倾斜，拇指位置低于食指。

腿上抬的运动中或有背部问题时，骨盆后倾位可支撑腰背部。想着用腹肌的力量使腰背部贴向地面。不要挤压臀部或大腿，它们应始终保持放松。

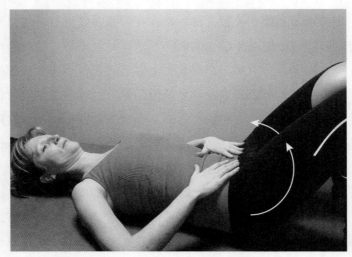

注：模特处于中立位。沿着箭头方向倾斜到达骨盆后倾位。

呼吸

目的：学习普拉提胸式呼吸法，放松胸部，为练习做好身体准备。这种呼吸有助于拉伸术后紧绷的胸大肌，同时也要学习如何激活腹横肌。胸部或腋窝不适时，可经常做这种呼吸运动。

练习禁忌：无。

设备：垫子、小枕头、毛巾或瑜伽砖（如果需要的话，垫于头下）。中等大小的健身球（可选；将健身球夹在两膝之间，将有助于激活盆底肌和腹横肌）。

▶ 开始：

仰卧，双膝弯曲，双脚着地，臀部分开。

骨盆与地面平齐，呈中立位；如果背部有问题，使用骨盆后倾位。

手放在肋骨上。

▶ 练习：

吸气，像"闻玫瑰花"一样，感觉自己的胸腔向前面、侧面和后面扩张。这就是所谓的胸式呼吸。

呼气，像"吹灭蜡烛"一样，同时感觉自己的胸腔变小了。这有助于激活正确的肌肉和促进放松。

▶ 注意事项：

慢慢地躺在地板上扩大胸腔。很多人不习惯深呼吸，所以做了深呼吸后，可能会有头晕的感觉。

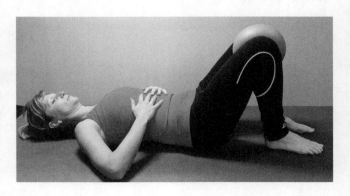

仰卧放松颈部

目的：放松颈部紧绷的肌肉，如胸锁乳突肌，改善肩部的灵活性。

练习禁忌：有任何颈部问题导致的疼痛，须取消这个练习。

设备：垫子、小枕头、毛巾或瑜伽砖（如果需要的话，垫于头下）。中等大小的健身球（可选；将健身球夹在两膝之间，将有助于激活盆底肌和腹横肌）。

▶ **开始：**

仰卧，双膝弯曲，双脚着地，臀部分开。

骨盆与地面水平，处于中立位；如果背部有问题，采取骨盆后倾位。

两手臂放在身体两侧，眼睛看向天花板。

手臂在身体两侧延展。

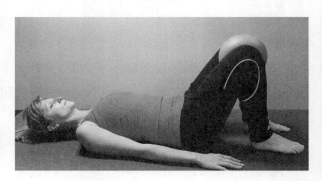

▶ **练习：**

吸气开始，然后呼气的同时头向右旋转。保持拉伸状态10~20秒，保持有规律的呼吸。

吸气，头回到正中。

呼气，左侧重复同样的动作。

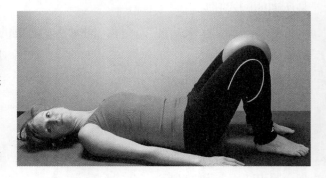

▶ **注意事项：**

保持双肩贴地，转动脖子时，肩胛骨下沉。

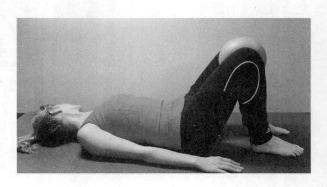

肩胛骨上抬和下沉

目的：热身肩胛肌，包括上斜方肌和中斜方肌，为肩部练习做好准备。

练习禁忌：无。

设备：垫子、小枕头、毛巾或瑜伽砖（如果需要的话，垫于头下）。中等大小的健身球（可选；将健身球夹在两膝之间，有助于激活盆底肌和横腹肌，防止膝盖塌陷）。

▶ **预备**：

仰卧，双膝弯曲，双脚着地，臀部分开。

骨盆与地面水平，处于中立位；如果背部有问题，采取骨盆后倾位。

两只手臂在身体两侧向对面墙壁延展。

也可以坐姿或站姿练习这个动作，保持两手臂在身体两侧延展。

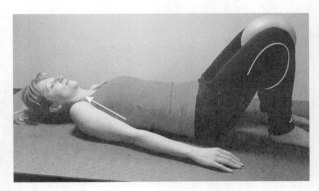

提肩

▶ **练习**：

吸气，同时滑动肩胛骨（背部翼骨）朝耳朵方向上抬（提肩）。呼气，同时肩胛骨向下滑动（沉肩）。想象肩胛骨轻轻地滑进背部口袋。

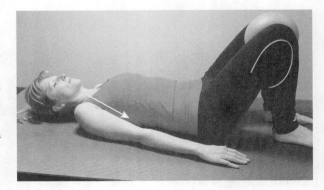

沉肩

▶ **注意事项**：

当上下滑动肩膀时，保持双肩贴在垫子上。不要让肩膀向前旋转。

肩胛骨前伸和回缩

目的：热身肩部，为运动做准备，同时加强肩部肌肉（如前锯肌）和菱形肌力量，是肩部所必需的运动。

练习禁忌：无。

设备：垫子、小枕头、毛巾或瑜伽砖（如果需要的话，垫于头下）。中等大小的健身球（可选；将健身球夹在两膝之间，有助于激活盆底肌和横腹肌，防止膝盖塌陷）。

▶ **开始**：

仰卧，双膝弯曲，双脚着地，臀部分开。

骨盆与地面水平，处于中立位；如果背部有问题，采取骨盆后倾位。

手臂和指尖努力向天花板伸展，肩关节屈曲角度不超过90°。

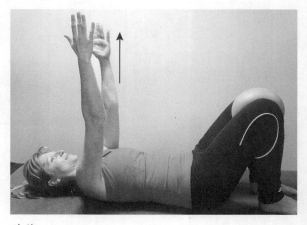

前伸

▶ **练习**：

吸气，指尖伸向天花板（肩胛骨会从垫子上抬起）。这是肩胛骨前伸。

呼气，两肩胛骨互相靠拢（不要太猛烈），想象着在两肩胛骨之间轻柔地夹裂一个核桃。这是肩胛骨回缩。

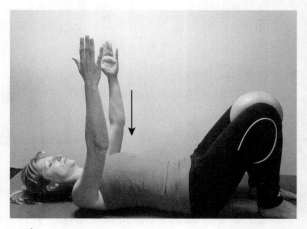

回缩

▶ **增加难度：**

● 两手拉弹力带。对刚接受过乳房扩张器植入手术，或做过TRAM或DIEP乳房重建手术者，不建议使用弹力带，除非医生允许。

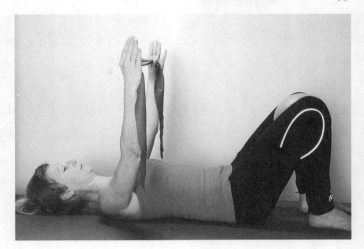

　　"手术后，我的运动幅度和以前不一样了。以前，一些日常活动如给我的孩子们舀冰淇淋，或者使用沙拉搅拌器，我都做不到。普拉提练习帮助我增加了关节活动度，现在我几乎恢复到正常了。"

——Sharon B.

肘关节屈曲和伸展

目的：减少术后手臂肿胀，维持关节灵活性。

练习禁忌：无。

设备：垫子、小枕头、毛巾或瑜伽砖（如果需要的话，垫于头下）。中等大小的健身球（可选；将健身球夹在两膝之间，有助于激活盆底肌和横腹肌）。双手之间握住普拉提圈、健身球、毛巾、杆或伞。

▶ **开始**：

仰卧，双膝弯曲，双脚着地，臀部分开。

骨盆与地面平齐，呈中立位；如果背部有问题，采取骨盆后倾位。

两手掌固定普拉提圈，指尖向上，肘部轻轻弯曲。

▶ **练习**：

吸气，呼气的同时弯曲肘部，带动普拉提圈朝向自己移动。

吸气，保持这个姿势。这是肘关节屈曲。

呼气，同时伸展肘部，并回到起始位置。

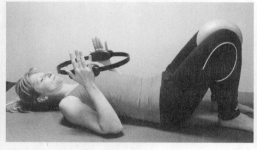

弯曲

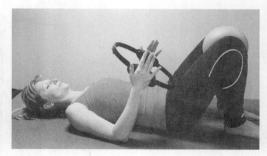

伸展

简易肩基举桥

目的: 热身脊柱、腘绳肌和臀肌。这个练习有助于练习者更容易地穿内衣和裤子,以及找到合适的床上卧姿。

练习禁忌: 练习前自我检查,确保练习时所携带的引流管在位并且安全。

设备: 垫子、小枕头、毛巾或瑜伽砖(如果需要的话,垫于头下)。中等大小的健身球(可选;将健身球夹在两膝之间,有助于激活盆底肌和横腹肌,防止膝盖塌陷)。

▶ **预备:**

仰卧,双膝弯曲,双脚着地,臀部分开。

骨盆与地面水平,处于中立位;如果背部有问题,采取骨盆后倾位。

手臂在身体两侧延展。

▶ **练习:**

吸气开始,然后呼气的同时向鼻子方向倾斜盆骨,到达骨盆后倾位。

脚后跟推地,从腰背部骶尾处开始,到中背部,然后到上背部,脊柱一节一节地抬离垫子。

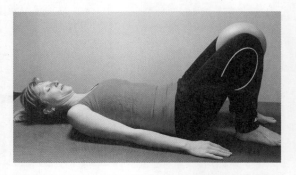

吸气,同时保持这个姿势,即这时可以保持静止,脊柱不做任何运动。肩胛骨上部仍然贴在垫子上。

呼气,同时回到开始的姿势,并从上至下逐节收回上背部、中背部和腰背部,脊柱轻柔地落回垫子,回到中立位或骨盆后倾位。想象脊柱慢慢地卷至地板。

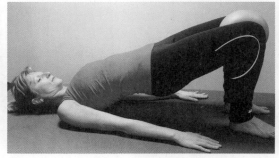

▶ **注意事项:**

保持两个肩胛骨在垫子上。不要让骨盆前后或左右摇摆。

▶ **增加难度**。

- 在两大腿内侧夹一个普拉提圈，以便在抬起臀部时增加阻力。

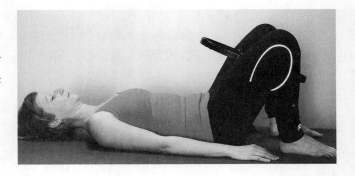

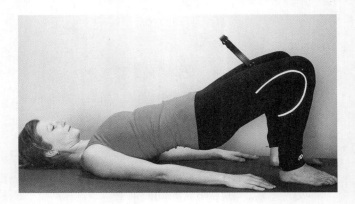

- 双手夹住普拉提圈，掌心相对，指尖朝向天花板。当臀部抬起时，挤压普拉提圈。

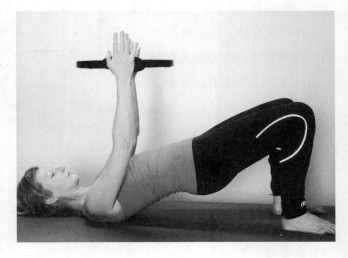

足跟滑动

目的：使骨盆稳定，激活腹横肌，改善腘绳肌柔韧性。

练习禁忌：无。

设备：垫子、小枕头、毛巾或瑜伽砖（如果需要的话，垫于头下）。在脚趾下放一些普拉提小球有助于运动（可选）或在脚掌下垫小毛巾，以辅助运动。

▶ **开始**：

仰卧，双膝弯曲，双脚着地，臀部分开。

骨盆与地面水平，处于中立位；如果背部有问题，采取骨盆后倾位。

双手放在骨盆上。

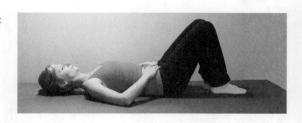

▶ **练习**：

吸气开始，然后呼气，右脚跟下压向前伸展，带动右腿伸展。

吸气，回到起始姿势。

一条腿重复计划的次数，然后换另一条腿练习。掌握了方法后，双腿交替练习。

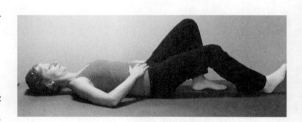

▶ **注意事项**：

保持骨盆稳定；不要让骨盆摇晃。当伸展腿部时，双髋应该朝向天花板。

在舒适的范围内，腿部尽可能远地伸展。如果腘绳肌很紧，可能做不到把腿完全伸展开。

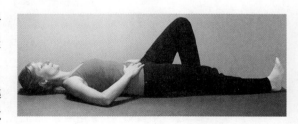

行军踏步

目的： 激活和加强腹横肌，使走路更容易。

练习禁忌： 无。

设备： 垫子、小枕头、毛巾或瑜伽砖（如果需要的话，垫于头下）。

▶ **开始：**

仰卧，双膝弯曲，双脚着地，臀部分开。

骨盆与地面水平，处于中立位；如果背部有问题，采取骨盆后倾位。

手臂在身体两侧延展。

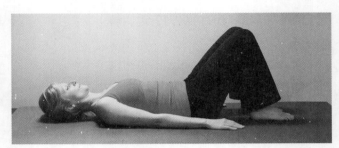

▶ **练习：**

吸气开始，然后呼气，右脚抬离地板但不要移动骨盆。想象骨盆是固定在垫子上的。开始腿只能抬起一点点。

吸气，脚回到地板上。

两条腿交替进行，就像是在原地踏步。

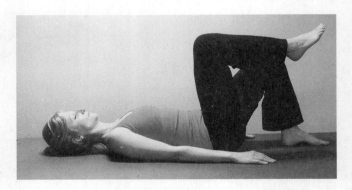

▶ **注意事项：**

保持骨盆稳定，不要左右摇晃或前后摇晃。保持两髋骨朝向天花板。当你的腿向上移动时，尾骨应该贴在垫子上。

矫正棍上举

目的：增加肩膀的活动范围和稳定性，拉伸背阔肌（手术后易紧张），以使患者可以较容易地穿衣服或手臂伸至头顶以上。

练习禁忌：手臂上抬不可超过90°，特别是刚接受过乳房扩张器植入手术者，或做过TRAM或DIEP乳房重建手术者。

如果你仍带着引流管，必须在医生的指导下进行。

设备：垫子、小枕头、毛巾或瑜伽砖（如果需要的话，垫于头下）。中等大小的健身球（可选；将健身球夹在两膝之间，有助于激活盆底肌和腹横肌，防止膝盖塌陷）。矫正棍、棍子、毛巾或雨伞。

▶ **开始**：

仰卧，双膝弯曲，双脚着地，臀部分开。

骨盆与地面水平，处于中立位；如果背部有问题，采取骨盆后倾位。

双手握矫正棍、毛巾、棍子或雨伞。

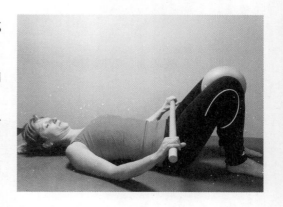

▶ **练习**：

吸气开始，同时肩胛骨贴在垫子上；呼气，举起矫正棍直到手臂与肩膀成90°。吸气，保持这个姿势。

呼气的同时收回手臂到起始位置。

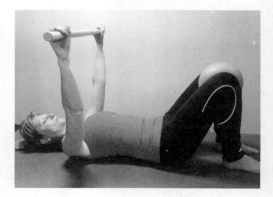

▶ **注意事项**：

保持肩胛骨贴在垫子上。上抬手臂时，不要让胸腔突起或者背部拱起，在感觉舒适下进行。

阶段2 功能恢复

手臂空中剪刀

目的： 增加肩膀的活动范围和稳定性，有助于恢复清洗窗户、拉下窗帘，戴上帽子与摘下帽子等类似活动。

练习禁忌： 如果刚接受过乳房扩张器植入手术，须放弃这个练习。如果你带着引流管，须在医生的指导下进行。

设备： 垫子、小枕头、毛巾或瑜伽砖（如果需要的话，垫于头下）。中等大小的健身球（可选；将健身球夹在两膝之间，有助于激活盆底肌和腹横肌，防止膝盖塌陷）。

▶ **开始：**

　仰卧，双膝弯曲，双脚着地，臀部分开。

　骨盆与地面水平，处于中立位；如果背部有问题，采取骨盆后倾位。

　手臂朝向天花板伸展至与肩膀成90°，两手掌相对。

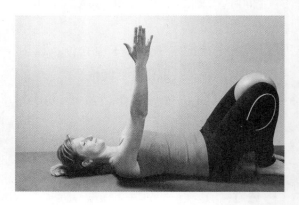

▶ **练习：**

　吸气开始；呼气，举起右手臂到头上方。

　吸气，收回右手臂，放到身体旁。

　呼气，举起左手臂到头上方。

　吸气，降低左手臂，放到身旁的同时举起右手臂到头上方。

　交替双臂继续练习。

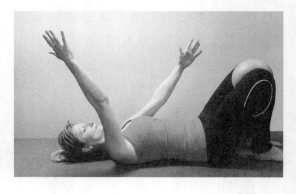

▶ **注意事项：**

　　保持胸腔和肩胛骨下沉，并向下压在垫子上。这些活动不要在感到不适的情况下进行。

▶ **增加难度：**

- 增加重量较轻的哑铃（0.5~1千克）。

　　如果刚接受过乳房扩张器植入手术，或做过TRAM或DIEP乳房重建手术，在没有得到医生允许的情况下不要使用哑铃。

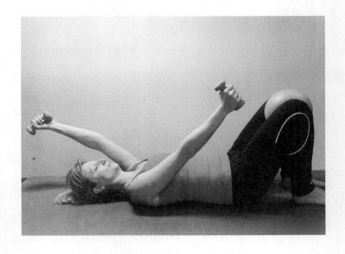

手臂浮动

目的：增加肩膀的活动范围和灵活性，使穿、脱衣服等更容易些，如戴帽子、穿夹克。

练习禁忌：如果刚接受过乳房扩张器植入手术，那么在得到医生允许后方可举起双手臂到90°，保持较低的手臂画圈。

设备：垫子、小枕头、毛巾或瑜伽砖（如果需要的话，垫于头下）。中等大小的健身球（可选；将健身球夹在两膝之间，有助于激活盆底肌和腹横肌，防止膝盖塌陷）。

▶ **开始**：

仰卧，双膝弯曲，双脚着地，臀部分开。

骨盆与地面水平，处于中立位；如果背部有问题采取骨盆后倾位。

手臂在身体两侧延展。

▶ **练习**：

吸气开始；呼气，手臂朝向天花板上举，手掌相对。

吸气，保持这个姿势。

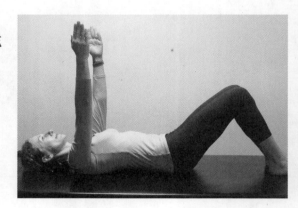

呼气，手臂落回身旁，形成"T"字形，掌心向上，然后手臂画圈，回到身体两侧。

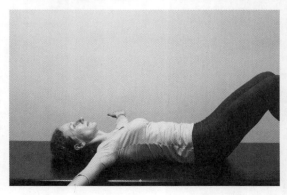

▶ **注意事项**：

　　保持肩胛骨贴在垫子上，并确保在舒适的范围内练习。

　　这个练习具有挑战性。

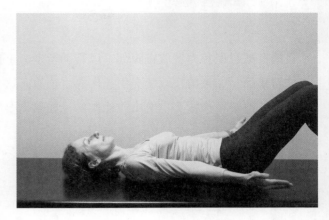

▶ **增加难度**：

● 增加重量较轻的哑铃（0.5~1千克）或重量球。

　　如果刚做过乳房扩张器植入手术，或做过TRAM或DIEP乳房重建手术，在没有得到医生允许的情况下不要使用哑铃或重量球。

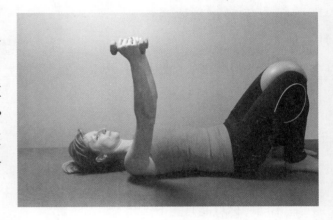

足尖点地

目的：把意识和力量放在腹部，以帮助行走、上楼梯、穿袜子或裤子。

练习禁忌：如果抬起双腿会引起疼痛，须放弃这个练习。

设备：垫子、小枕头、毛巾或瑜伽砖（如果需要的话，垫于头下）。

▶ **开始**：

仰卧，双腿抬离地板，双膝弯曲，使大腿垂直于地板，小腿与地面平行。这个姿势被称为"桌面式"。

双手臂在身体两侧延展。

骨盆后倾位（朝向你的鼻子方向倾斜骨盆。）

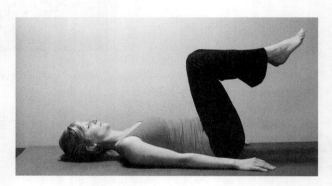

▶ **练习**：

吸气开始；呼气，同时朝向地板放下左脚，保持骨盆不动。你可能只能下落几厘米。

吸气，左腿回到开始的位置。

一条腿重复练习5~8次，然后交换另一条腿练习。

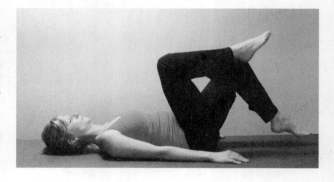

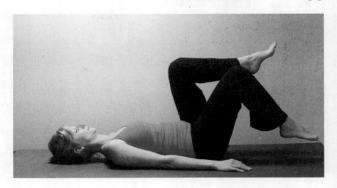

▶ **注意事项：**

　　始终保持背部和肩胛骨贴在垫子上。如果觉得这个练习有困难，可减少重复的次数。

　　"当我因为提前到来的更年期而造成盆底肌薄弱和压力性尿失禁时，普拉提中结合盆底肌的练习是有益的。"

——Beth Mast

简易百次拍击（屈膝，双脚放在垫子上）

目的： 增强肩部肌群（前锯肌、背阔肌）及腹肌力量。

练习禁忌： 如果你有骨质疏松症，做这个练习时头部不要抬离垫子。

设备： 垫子、小枕头、毛巾或瑜伽砖（如果需要的话，垫于头下）。中等大小的健身球（可选；将健身球夹在两膝之间，有助于激活盆底肌和腹横肌，防止膝盖塌陷）。

▶ **开始：**

仰卧，双膝弯曲，双脚着地，臀部分开。

骨盆与地面水平，处于中立位；如果背部有问题，采取骨盆后倾位。

手臂在身体两侧延展。

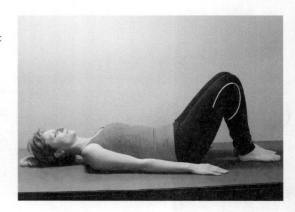

▶ **练习：**

吸气，同时轻柔地将下巴向胸部内收。

呼气，同时上半身和肩膀抬起，离开地板，并朝向足部方向延展双臂。眼睛看向肚脐并保持颈部放松。

吸气，肩后部发力使手臂上下拍动5次；呼气，再拍5次。一个循环拍动10次。

重复循环10遍是一组完整的百次拍击练习。也可尽自己所能做较多的循环。

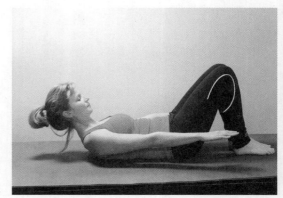

▶ **注意事项：**

确保运动由肩胛部肌肉产生，而不是肘或头。必要时可以用一只手支撑头部，以便保护颈部。

侧卧开胸1式

目的：帮助恢复肩部稳定性和打开胸腔，因这些部位通常在术后较紧绷。

练习禁忌：患侧手臂位于下方可能很难保持侧卧。如果疼痛，不可进行练习。如果有腰背部的问题，可在两膝之间放垫子或毛巾。

设备：垫子、小枕头、毛巾或瑜伽砖（垫于头下，与颈部保持在一条直线上）。

▶ **开始：**

　　侧卧，背部成一条线对着垫子边缘，一侧臀部位于另一侧上方。

　　双膝90°弯曲，与身体成45°。

　　一个手掌叠在另一个手掌上面。

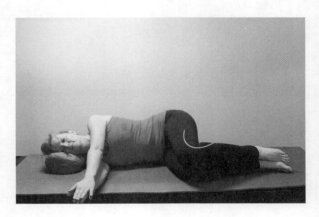

▶ **练习：**

　　吸气开始；呼气，同时朝向天花板伸展上方手臂，尽可能远地伸展。眼睛看向上方的手臂，这样会伸展更多。

　　吸气，上方手臂保持在最高处，且没有不适。

　　呼气，回到开始的体式。

　　重复5~8次，然后换另一侧练习。

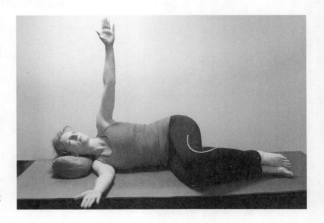

▶ **增加难度：**

● 增加重量较轻的哑铃（0.5~1千
克）。如果刚接受过乳房扩张
器植入手术，或做过TRAM或
DIEP乳房重建手术，在没有
医生允许的情况下，不可使
用哑铃。

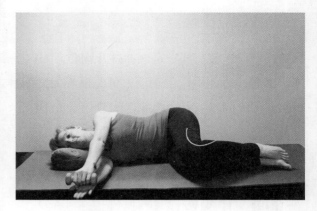

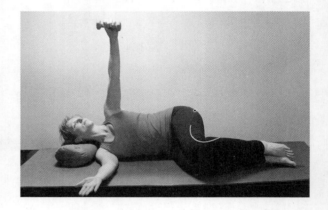

背部伸展

目的：拉伸肩膀、身体两侧、背部和臀部，这些部位通常会在术后变得紧绷。

练习禁忌：如果患有骨质疏松症或无法使用跪坐姿势，请参看下文的"降低难度"。

设备：毛巾或毯子（可选；如果腘绳肌很紧，放在膝盖和/或臀部下面）。

▶ **开始**：

　　膝盖着地，臀部坐在脚跟上。

　　手臂在膝盖两侧，双手着地，脊柱呈弧形。

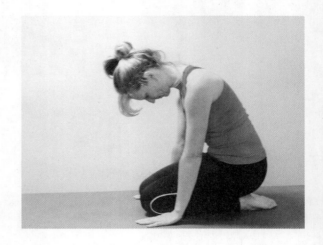

▶ **练习**：

　　吸气开始；呼气，同时在垫子上尽可能远地向前伸展手臂。

　　吸气，保持姿势。

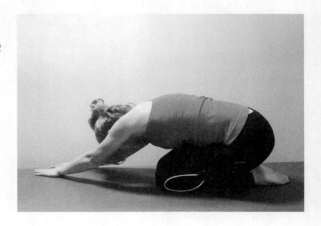

　　呼气，手臂向右侧移动，臀部向左侧移动。

　　吸气，保持这个姿势。

　　呼气，手臂向左侧移动，臀部向右侧移动。

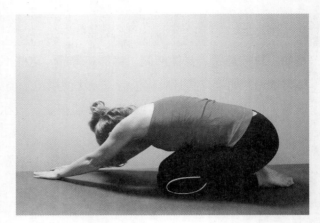

▶ **降低难度：**

● 如果你患有脊椎骨质疏松症或者不能使用跪坐姿势，可平躺，双手抱住膝盖拉向胸腔，以便拉伸背部和臀部。

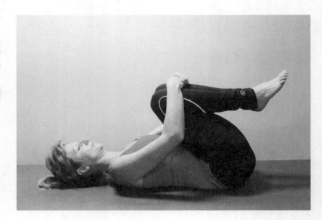

单腿画圈

目的：帮助你学会在腿部运动时保持肩胛骨和核心的稳定与活力。

设备：必要时备瑜伽砖、小枕头、毛巾或垫子。

▶ **开始**：

仰卧，双膝弯曲，双脚着地，臀部分开。抬起右腿朝向天花板伸直，同时保持另一侧膝盖弯曲，脚牢牢地贴在地板上。

骨盆与地面水平，处于中立位；如果背部有问题，采取骨盆后倾位。

手臂在身体两侧延展。

▶ **练习**：

吸气开始；呼气，同时右腿向内侧（另一侧）画5~8个小圈（圈越小越好）。

吸气；呼气，变换方向向外侧画圈（背向另一条腿的方向）。

回到起始姿势。

重复5~8次，然后换左腿练习。

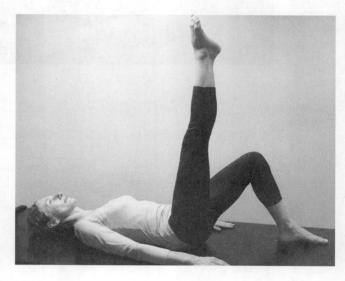

▶ **注意事项**：

画圈的时候要保持骨盆稳定，不要前后左右晃动。

▶ **降低难度：**

● 如果腘绳肌比较紧，可以适当弯曲画圈的腿。

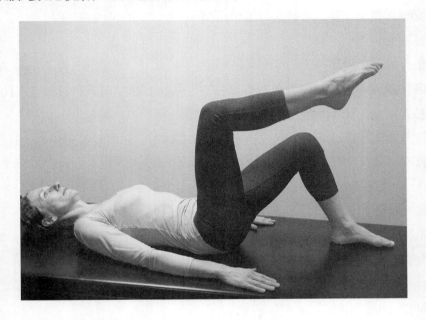

▶ **增加难度：**

● 不画圈的腿伸展，放在地板上，或泡沫滚轴或球上。

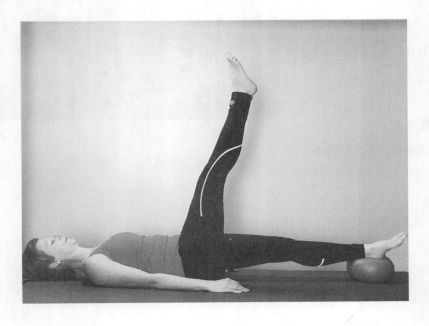

单腿上踢

目的： 提高床上变换体位的灵活性（在床上从一个姿势变换到另一个姿势），增强腘绳肌和中背部的力量。对于骨质疏松症特别是脊椎骨质疏松症患者来说，这是一项极好的运动。

练习禁忌： 如果腰背部疼痛，即使采取"降低难度"的练习仍得不到缓解，就不要做这个练习。

设备： 无。

▶ **预备：**

俯卧，肘部在肩膀下弯曲，手掌平放在垫子上，呈一个三角形体式。

胸腔抬起，头部与脊柱在一条直线上。

双腿与臀部收紧，肚子向脊柱方向收。

耻骨压进垫子里。

▶ **练习：**

吸气，右膝弯曲，脚跟向臀部弯曲两次。

呼气，同时腿回落到起始姿势。

左腿重复。

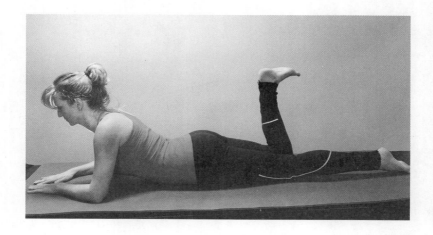

▶**降低难度：**

● 手臂交叉，额头放在手臂上。

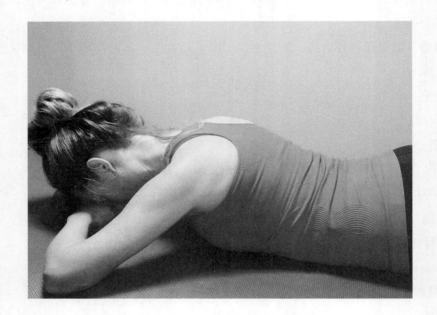

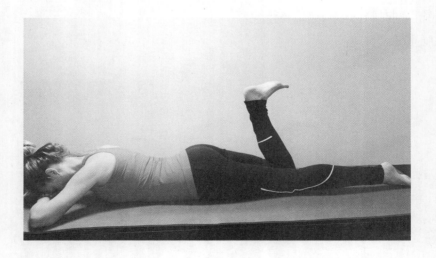

天鹅宝宝

目的： 加强中背部和腰背部力量，有助于纠正不良姿势。这对于骨质疏松症特别是脊椎骨质疏松症的人来说是一个极好的练习。

练习禁忌： 如果腰部疼痛，可把腿从臀部像芭蕾舞演员一样外开，一定要把耻骨压到垫子上。可能"降低难度"的练习更易被接受。

设备： 无。

▶ **预备：**

俯卧，双手在肩膀前面呈门柱姿势。

把前额放在垫子上。

腿在垫子上伸展，臀部分开。

耻骨压在垫子上。

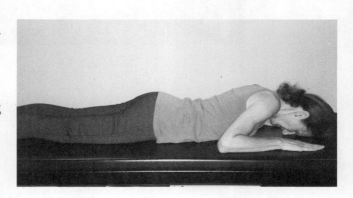

▶ **动作要领：**

吸气开始；呼气，双手下压，抬头和胸部离开垫子，耻骨压在垫子上，同时肩胛骨向远离耳朵的方向下沉。

吸气，保持这个姿势，眼睛凝视前方。

呼气，返回开始位置。

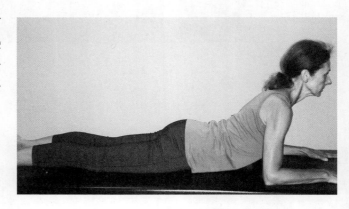

▶ **注意事项：**

避免腰背部疼痛。如果感到疼痛，可能是身体抬得太高了。降低抬起的高度，或在髋骨下垫一个垫子或枕头。如果疼痛持续存在，就不要再做此练习了。

▶ **降低难度：**

● 额头放在交叉的手臂上，然后从这个体式开始抬起胸部。

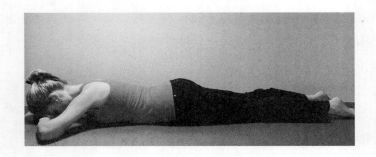

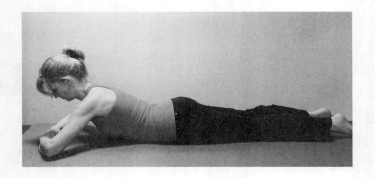

坐姿美人鱼式侧弯

目的：帮助你重拾手臂可以在胸前方或头上方活动的一种练习，如和孩子一起玩耍、打网球或伸手去拿放在架子上的东西。这个练习也有助于拉伸背阔肌和被移除淋巴结的腋窝区域。

练习禁忌：不适合脊柱有骨质疏松症的人练习。

设备：折叠浴巾（可选；如果腘绳肌很紧或者你不能轻易弯曲臀部，可坐在上面）。

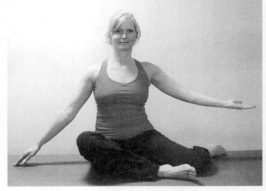

▶ **开始：**

　　坐在垫子上，左腿向后弯曲，右腿在前面弯曲。

▶ **练习：**

　　吸气，举起左臂，从头顶上方向右侧伸展。

　　呼气，身体向右侧弯曲。

　　吸气，保持这个姿势。

　　呼气，手臂回到左侧，向后坐，然后回到起始姿势。

　　重复5~8次，然后换另一侧练习。

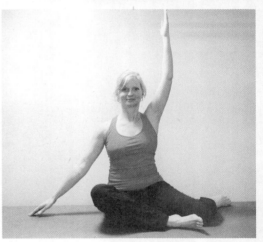

▶ **注意事项：**

　　保持臀部着地。手臂向上、向侧方伸展时，注意同一侧的臀部不要抬起。如果腘绳肌（从臀部到膝盖的腿后部肌肉）紧张，可以坐在叠好的毛巾上。

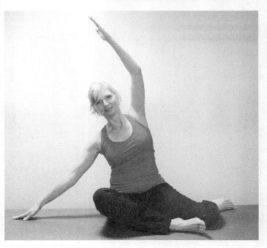

▶ **降低难度：**

● 如果以裁缝坐姿可以使你感到更
舒服的话，就采用裁缝坐姿。

▶ **增加难度：**

● 不伸展的手放在重量球上。

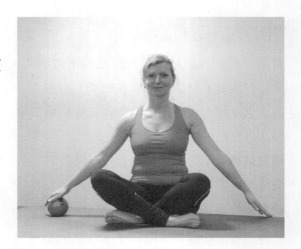

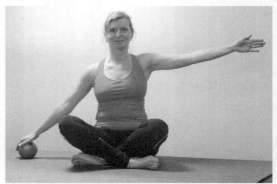

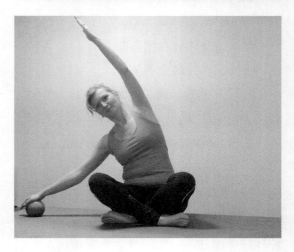

阶段3　力量和耐力的恢复

如果你还没有尝试过在下面阶段2的锻炼中添加重量较轻的哑铃，现在就试试。

● 手臂空中剪刀。

● 手臂浮动。

记住负重时保持手腕伸直。

如果你有淋巴水肿或有水肿的危险，使用哑铃锻炼时要缓慢，并且不要在增加重量的同时增加锻炼的次数。一定要观察手臂是否有淋巴水肿的症状，并根据治疗师的建议佩戴压力袖套和手套。如果锻炼后感到手臂很沉重或发紧，锻炼的进度可能太快了。

如果你刚接受过乳房扩张器植入手术，或做过TRAM或DIEP乳房重建手术，除非医生允许，否则不要使用哑铃或阻力带。

侧卧肩袖推举

目的：加强位于肩后方的肩袖力量，使你能更容易地进行如洗头或吹头的日常生活。

练习禁忌：如果太疼而无法采取患侧卧位，就不要做这个练习。

如果治疗师建议你戴压力袖套和手套，请一定照做。

如果刚接受过乳房扩张器植入手术，或做过TRAM或DIEP乳房重建手术，不要使用哑铃，除非医生允许。详见"降低难度"。

如果腰背部有问题，可在两膝盖间放垫子或毛巾。如果侧面疼痛，可在肘下放垫子或毛巾。

设备：垫子、小枕头、毛巾或瑜伽砖（如果需要的话，垫于头下；如果感到不适，也可把头靠在胳膊上）。轻型哑铃（0.5~1千克）。

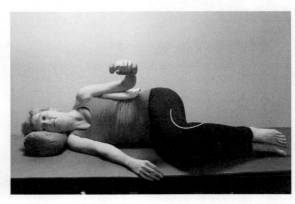

▶ **开始**：

侧卧，背部呈一条直线与垫子边缘对齐，一侧臀部位于另一侧臀部上方，双膝屈曲90°，与身体成45°。

　　上面的手臂屈曲90°，紧贴身体一侧，并手握哑铃。

　　下面的手臂取舒适姿势放置。

▶ **练习：**

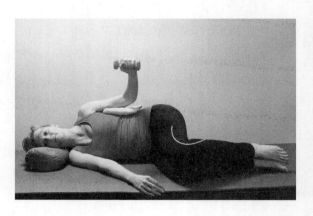

　　吸气开始；呼气，同时举起上面手臂的前臂，向侧面伸展，保持肘部紧贴身体一侧。

　　吸气，保持这个姿势。

　　呼气，回到开始位置。

　　重复5~8次，然后换另一侧练习。

▶ **降低难度：**

● 不使用哑铃。

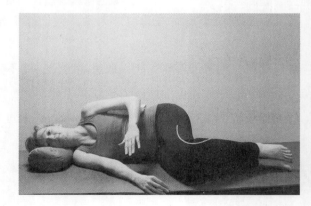

▶ **增加难度：**

● 伸直双腿。

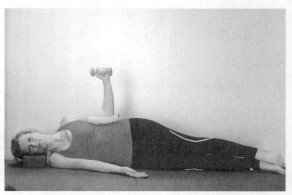

侧卧开胸2式

目的：打开胸腔和腋下区域，同时拉伸颈部，这些部位通常会在术后变得紧张。

练习禁忌：如果患侧卧位非常疼痛，可以不做这个练习。

一定要按照治疗师的建议戴压力袖套和手套。

如果刚接受过乳房扩张器植入手术，或做过TRAM或DIEP乳房重建手术，要确保这个锻炼和使用哑铃是医学上允许的。

如果患有脊椎骨质疏松症，不要做这个练习。

如果腰背部有问题，可在膝盖之间放一块垫子或毛巾。

设备：垫子、小枕头、毛巾或瑜伽砖（如果需要的话，垫于头下；如果感到不适，也可把头靠在胳膊上）。

▶ **开始：**

侧卧，背部呈一条直线，与垫子边缘对齐，骨盆叠放，双膝屈曲90°并与身体成45°。

下面的手臂取舒适姿势放置。

上面的手臂与肩同高伸直，手握哑铃（如果使用的话）向外伸展。

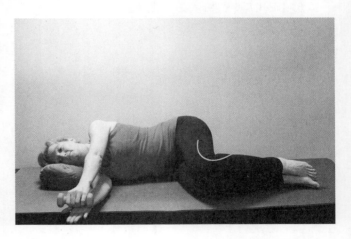

▶ **练习：**

吸气开始；呼气，同时朝向天花板举起上面的手臂。

吸气，保持这个姿势。

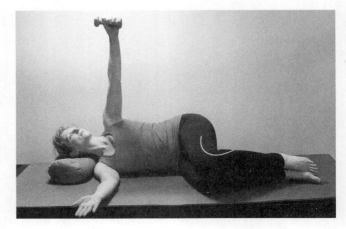

呼气，将手臂向身后伸展，转动胸腔，眼睛看向上方的手，头跟随上方的手一起移动。

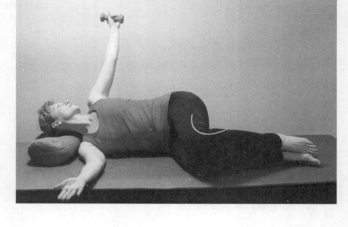

在无痛苦的范围内锻炼。

吸气，保持这个姿势。将手臂放在枕头上，有助于维持伸展，以及深呼吸时打开胸腔。

呼气，回到起始姿势。

重复5~8次，然后换另一侧练习。

▶ **注意事项：**

会感到不适，而不是疼痛。

双腿上踢

目的：增强腿部、臀部和背部肌肉力量，拉伸胸部、肩膀的肌肉和股四头肌。

练习禁忌：如果腰部有伤，一定要把耻骨压到垫子上。为了增加舒适感，可以在髋部下面放一个枕头。

设备：无。

▶ **预备**：

俯卧，头转向右侧。

耻骨压向垫子。

双腿并拢，脚尖绷直。

两手交叉，手掌朝上，放在腰部。

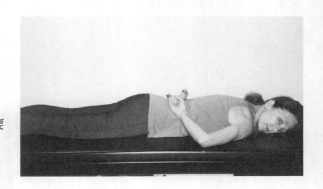

▶ **练习**：

吸气，弯曲双膝，足跟朝向臀部压。连续压两次。

呼气，放下双腿至距地板几厘米处，同时上半身抬离垫子，并在身后伸展手臂。

吸气；呼气，同时双腿和上半身回落到开始的位置。

头转向左侧，另一侧重复以上动作。

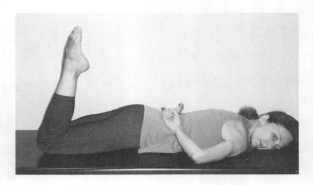

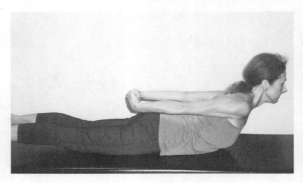

俯身游泳

目的：增强肩部和背部肌肉力量，改善姿势。这个锻炼可改善翻身的灵活性（在床上变换姿势）和手臂伸展的能力，对缓解女性脊椎骨质疏松症也是比较有益的。

练习禁忌：如果有背部问题，如椎管狭窄、脊椎前移或脊椎滑脱，不要做这个练习。

设备：小枕头（可选，放在额头下面）。

▶ **开始**：

　俯卧，伸展腿和手臂。耻骨压向垫子。

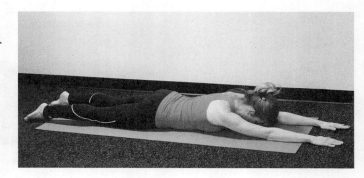

▶ **练习**：

　吸气开始；呼气，同时胸腔和头部抬离地板。凝视前方。

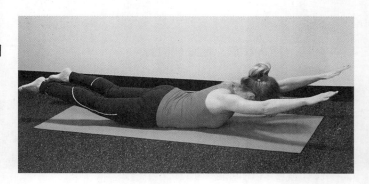

　吸气然后呼气，同时交替抬起和落下右手臂/左腿与左手臂/右腿，像游泳一样。

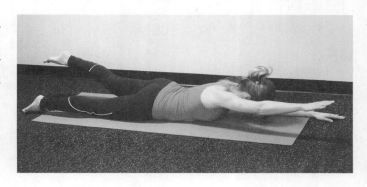

▶ **注意事项**：

　　避免背部疼痛。如果背部不适，要慢慢地以手臂或腿开始，不要手臂和腿同时进行。如果肩部不适，只做腿部运动。保持核心稳定，不要左右摇晃。

▶ **降低难度**：

- 如果背部拱起过多或腹部不适，在骨盆下垫一个垫子或枕头。

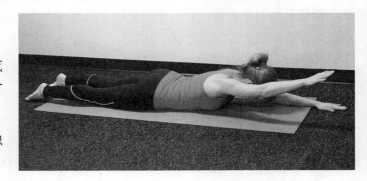

- 手臂或腿部分别单独练习。

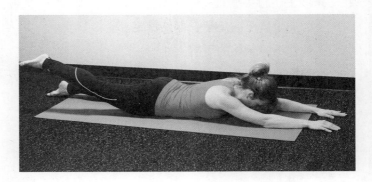

　　"普拉提使我变得比得病前还要强壮。我手臂的运动幅度和力量比双侧乳房切除术前还要好。在练习普拉提之前，我根本不知道自己有多么虚弱。普拉提使我的核心和上半身变得如此强壮。现在我对自己的身体有了更好的认识。"

——Beth Mast

侧卧单腿画圈

目的： 加强臀部和大腿的肌肉，以稳定核心。这些练习有助于在平躺或侧卧时更方便地起床。

练习禁忌： 如果颈、肩、肘、手腕受伤，可把头放在枕头或瑜伽砖上。如果患有骨质疏松症或臀部损伤，要限制上方腿的抬起高度，画圈要小；保持舒适。

设备： 垫子、小枕头、毛巾或瑜伽砖（如果需要的话，垫于头下；如果感到不舒服，可把头枕在手臂上）。

▶ **开始：**

　　侧卧，背部呈一条直线并与垫子边缘对齐，双臂和双腿上下叠放，肩膀和臀部在一条线上，脚尖绷直。

　　上面的手臂压向垫子，保持稳定。

　　头枕在下面伸展的手臂上。

　　胸腔抬离地面。

　　上面的腿抬到臀部的高度。

　　眼睛向前看，不要看脚。

▶ **练习：**

#1：画圈

　　吸气，抬起上面的腿到臀部的高度。

　　呼气，同时用上面的腿顺时针画10个小圈，再逆时针画10个小圈。

　　回到开始位置。为下一步练习做准备。

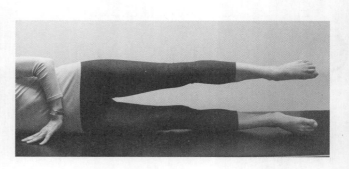

#2：绷直和弯曲

　　吸气，抬上面的腿到臀部的高度，脚尖绷直。

　　呼气，腿回落的同时脚趾弯曲。

　　一侧重复5~6次这组动作，然后换另一侧进行。

▶ **注意事项：**

　　确保骨盆的稳定性，避免肩膀与颈部紧张。保持肩膀和臀部在一条直线上，不要前后弯曲。

▶ **降低难度：**

● 胸部放在垫子上而不是抬起。

　　弯曲下面腿的膝盖，以获得更多支撑。

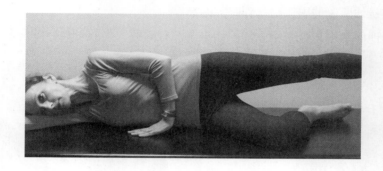

百次拍击

目的：促进循环和热身。这个练习构建肩膀和腹部的力量，改善肩胛骨的活动性，通过深呼吸促进淋巴回流。

练习禁忌：如果患有骨质疏松症，头部应放在垫子上。

设备：如果需要，可备垫子，小枕头，毛巾，或瑜伽砖。

▶ **开始**：

仰卧，双膝呈"桌面式"。

手臂在身体两侧伸展，抬起到臀部的高度。

骨盆与地面水平，处于中立位；如果背部有问题，采取骨盆后倾位。

▶ **练习**：

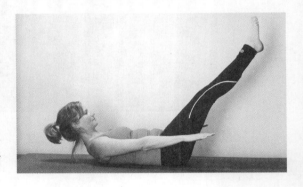

吸气，轻轻朝向胸部内收下巴。

呼气，上半身和肩膀抬离地板，同时伸直双腿呈"V"形。眼睛看向肚脐。

吸气，通过肩后部发力使手臂上下拍动5次；呼气，再拍5次。一个循环拍动10次。

重复循环10遍是一个完整的百次拍击练习，也可尽自己所能做较多的循环练习。

▶ **调整**：

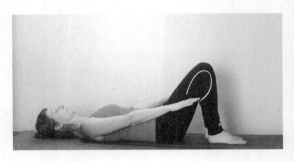

腿抬得越高练习越简单，而腿落得低，反而会增加难度。

▶ **降低难度**：

● 减少重复练习的次数。

● 手臂拍击时，保持头和脚放在地板上。

"这个练习帮助我构建了核心力量。"

——Grace T.

简易十字交叉

目的：加强核心，尤其是扭曲你身体的斜方肌，有助于睡觉时的转身和侧身。

练习禁忌：如果脊柱患有骨质疏松症，就不要做这个练习。

设备：垫子、小枕头、毛巾或瑜伽砖（如果需要的话，垫于头下）。

▶ **开始**：

　　仰卧，双膝弯曲，双脚着地，臀部分开。

　　骨盆与地面水平，处于中立位；如果背部有问题，采取骨盆后倾位。

　　手支撑头部，肘部在你的视线范围内打开。

▶ **练习**：

　　吸气开始；然后呼气，朝向胸部轻收下巴，上半身和肩膀抬离地板，扭转身体，使左肘触碰右膝。

　　吸气回正；呼气，扭转身体，使右肘触碰左膝。

　　吸气回正。

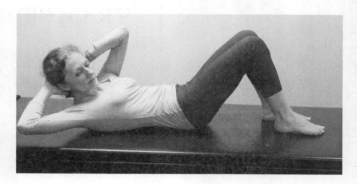

▶ **注意事项**：

　　髋骨朝向天花板，骨盆和尾骨贴在垫子上。

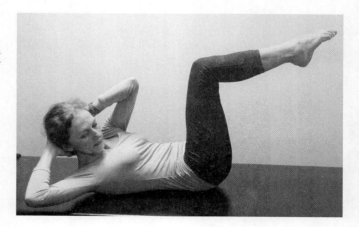

▶ **增加难度**：

● 抬双膝呈"桌面式"。

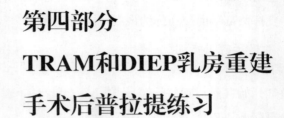

第四部分

**TRAM和DIEP乳房重建
手术后普拉提练习**

本练习适用于TRAM及DIEP乳房重建手术后的患者。因为一开始患者可能很难直接躺在地板上练习，所以可以在较高的台面（如按摩床）或可调节的椅子（如躺椅）上进行，也可以在头部和上背部相对应位置均有一个垫子的床上进行。如果不方便躺下，那就先从椅子普拉提开始（见第五部分）。

首先要遵从主治医生的所有建议，以确保胸部和腹部皮瓣部位的安全。另外，由于手臂和臀部受限，躺下可能会有困难，因此要因人而异，进行个体化训练。

如果有淋巴水肿的风险，听从健康护理专家的建议戴上压力袖套和手套进行训练。进行负重训练时要循序渐进，不要在增加负重的同时增加重复训练的次数，并且要从轻负重开始，如0.5千克。

如果背部有问题，所有的练习都要采取骨盆后倾位，而不是脊柱中立位。

如果患脊椎骨质疏松症或骨质减少，要避免背部的弯曲或扭转。

如果正在接受化疗，要遵从主治医生给出的预防措施和建议。

阶段1：保护阶段

本阶段的练习对带有引流管的手术后患者是安全的，并且可以持续到去除引流管之后。每个动作重复3~5次。这一阶段须持续4~6周，直到患者感觉能够轻松地进行难度更大的训练，并在体征上有明显缓解。在进入下一阶段前，应该感觉本阶段的练习比较容易，不会感到任何不适。这些训练应该按照顺序进行，以建立日常模式训练。

这一阶段的目标是在不牺牲胸部和手臂活动范围与灵活性的前提下确保组织的愈合。该阶段患者最容易使用屈曲（弯曲）的姿势来保护腹部和胸部。切记不要滚动和扭转躯干，也不要压迫胸部。只要手臂伸展不超过90度，可以尝试用手洗澡、穿衣或洗东西。

当进行阶段2和阶段3的练习时，可以用本阶段的练习作为热身运动。

- 骨盆位置：骨盆中立位和骨盆后倾位。
- 呼吸。

- 肩胛骨上抬和下沉。
- 肩胛骨前伸和回缩。
- 桥式。
- 矫正棍上举。

阶段2：功能恢复

引流管拔除之后，如果愈合很顺利，并且可以轻松地进行阶段1的练习（手术后的6~8周）时，就可以将阶段2的练习加入到日常锻炼中，经过至少2周。这时，你应该就能够仰卧了。如果主治医生允许的话，通常可以在手术后6周内开始天鹅式运动。本阶段的练习从3~5次开始，逐渐增加到5~8次。

- 足跟滑动。
- 膝部滑行。
- 猫式伸展。
- 天鹅式。

阶段3：力量和耐力的恢复

一旦医生允许，且能够在没有疼痛或不适的情况下进行阶段1和2的练习，就可以在日常训练（手术后8~10周）中添加以下的内容。从每个练习3~5次开始，逐渐增加到5~8次。这时，应该能够过渡到在垫子上练习了。如果不能进行垫上练习，强烈建议去医院咨询康复的问题。

- 简易百次拍击。
- 简易十字交叉。
- 侧卧单腿画圈。
- 单腿伸展。
- 俯身游泳。
- 四足游泳。

对于所有的练习，一般建议最多重复5~8次。但也因人而异，患者应该在自己可耐受的范围内进行练习。只要坚持锻炼，就会感觉到自己的变化，所以请温柔对待自己。

请记住：

- 在普拉提练习前后要拉伸，也可洗个热水澡来热身。
- 垫子、小枕头、毛巾或瑜伽砖可以帮助你在侧卧或仰卧时把头放在合适的位置。
- 两膝之间夹一个中号健身球，会有助于激活盆底肌和腹横肌，这时可以感觉到肌肉在工作。当腹横肌被激活时，可以感到腹部的颤动。但是，在腹部和胸部手术之后，局部感觉很可能受到损害。
- 上臂和腿要经常交替练习，以防过于疲劳，该休息时就休息。
- 多喝水以保持充足的水分。
- 脊柱中立位是要实现的目标。由于手术，您可能只能采取骨盆后倾位练习。

怎样做到仰卧（背部朝下）的良好姿势？

在开始垫上普拉提练习之前，要做一个全身检查，以确保自己适合练习。

要问自己：

- 脚和膝盖是否在一条直线上？脚趾和足跟上的承重是否一样？脚趾是否朝前？
- 膝盖的中心与中趾对齐了吗？两只脚的承重一样吗？
- 膝关节和臀部对齐了吗？（臀部和膝关节要在一条直线上）

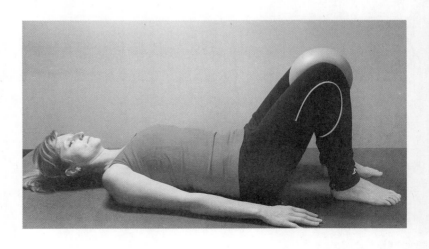

- 骨盆是否水平中立位？如果背部有问题，是否处于骨盆后倾位？

- 两侧髋骨都指向天花板了吗？

- 手臂是否放松地放在身体两侧？

- 肩膀是否水平并处于中立位？有没有耸肩？

- 肩胛骨是否处于中立位（贴在垫子上），以防止向前移动？

- 胸腔是柔软并下沉的吗？

- 下巴内收，颈部拉长了吗？

- 头、颈与脊柱是否呈一条直线？有没有颈部拱起或者头部前倾？
  （如果颈部受伤或躺在垫子上时，头、颈、脊柱不在一条直线上，可以利用垫子、小枕头、毛巾或瑜伽砖帮助取得合适的位置）。

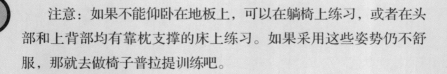

　　注意：如果不能仰卧在地板上，可以在躺椅上练习，或者在头部和上背部均有靠枕支撑的床上练习。如果采用这些姿势仍不舒服，那就去做椅子普拉提训练吧。

阶段1　保护阶段

骨盆位置：骨盆中立位和骨盆后倾位

目的：学习如何找到骨盆中立位、脊柱中立位和骨盆后倾位。

脊柱中立位是脊柱的自然位置，当脊柱的三个生理弯曲——颈曲（颈椎）、胸曲（胸椎，中背部）和腰曲（腰背部）都存在并且曲度良好，这是脊柱最有力的位置，可支持所有的运动及减少受伤的风险。这也是大多数普拉提运动中脊柱的理想位置，但手术后可能难以实现。如果你不能实现脊柱中立位，可以采取骨盆后倾位。骨盆后倾位是使腰背部尽量紧贴地面，脊柱与地面之间没有缝隙。想象：将你的下半身陷到沙子里，骨盆向鼻子方向倾斜。如果你存在背部问题的话，在需要抬高双腿的普拉提运动或其他任何练习中，骨盆后倾位都有助于保护背部。骨盆的位置决定了脊柱的位置。

练习禁忌：任何背部问题，在进行普拉提练习时都要采取骨盆后倾位。

设备：垫子、小枕头、毛巾或瑜伽砖（如果需要的话，垫于头下）。中等大小的健身球（可选；将健身球夹在两膝之间，将有助于激活盆底肌和腹横肌，防止你的膝盖塌陷）。

▶ **预备**：

仰卧，双膝弯曲，双脚着地，臀部分开。

把双手的无名指和小指放在髋骨上，食指指向耻骨，拇指指向肚脐。两手做一个心形。

▶ **练习**：

轻轻前后移动骨盆几次，直到双手在同一平面上，并与地面平行，此时骨盆位于中立位。骨盆中立位时，脊柱也是中立位的。

● 中立位=拇指和食指在同一平面上，并且两侧距离一样。

从中立位开始，轻轻向鼻子方向倾斜盆骨，这样背部就会平放在地板上。此时拇指会比食指低，现在是骨盆后倾位。

● 骨盆后倾位=骨盆轻轻向鼻子方向倾斜，拇指位置低于食指。

　　腿上抬的运动中或有背部问题时，骨盆后倾位可支撑腰背部。想着用腹肌的力量使腰背部贴向地面。不要挤压臀部或大腿，它们应始终保持放松。

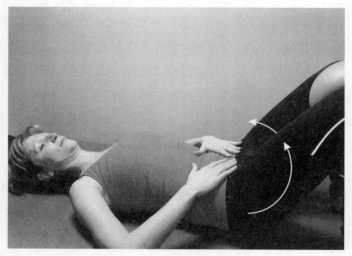

注：模特处于中立位。沿着箭头方向倾斜到达骨盆后倾位。

呼吸

目的：学习普拉提胸式呼吸法，放松胸部，为练习做好身体准备。这种呼吸有助于拉伸术后紧绷的胸大肌，同时也要学习如何激活腹横肌。胸部或腋窝不适时，可经常做这种呼吸运动。

练习禁忌：无。

设备：垫子、小枕头、毛巾或瑜伽砖（如果需要的话，垫于头下）。中等大小的健身球（可选；将健身球夹在两膝之间，将有助于激活盆底肌和腹横肌）。

▶ **开始**：

仰卧，双膝弯曲，双脚着地，臀部分开。

骨盆与地面平齐，呈中立位；如果背部有问题，使用骨盆后倾位。

手放在肋骨上。

▶ **练习**：

吸气，像"闻玫瑰花"一样，感觉自己的胸腔向前面、侧面和后面扩张。这就是所谓的胸式呼吸。

呼气，像"吹灭蜡烛"一样，同时感觉自己的胸腔变小了。这有助于激活正确的肌肉和促进放松。

▶ **注意事项**：

慢慢地躺在地板上扩大胸腔。很多人不习惯深呼吸，所以做了深呼吸后，可能会有头晕的感觉。

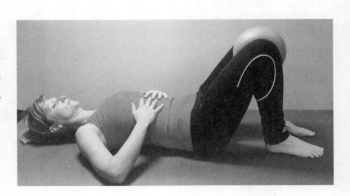

肩胛骨上抬和下沉

目的： 热身肩胛肌，包括上斜方肌和中斜方肌，为肩部练习做好准备。

练习禁忌： 无。

设备： 垫子、小枕头、毛巾或瑜伽砖（如果需要的话，垫于头下）。中等大小的健身球（可选；将健身球夹在两膝之间，有助于激活盆底肌和横腹肌，防止膝盖塌陷）。

▶ **预备：**

仰卧，双膝弯曲，双脚着地，臀部分开。

骨盆与地面水平，处于中立位；如果背部有问题，采取骨盆后倾位。

手臂伸直放在身体两侧。

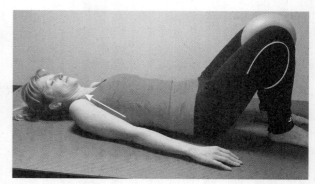

提肩

▶ **练习：**

吸气，同时滑动肩胛骨（背部翼骨）朝耳朵方向上抬（提肩）。呼气，同时肩胛骨向下滑动（沉肩）。想象肩胛骨轻轻地滑进背部口袋。

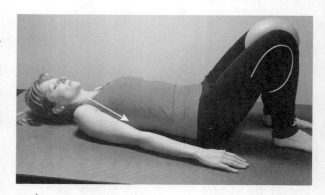

沉肩

▶ **注意事项：**

当上下滑动肩膀时，保持双肩贴在垫子上。不要让肩膀向前旋转。

肩胛骨前伸和回缩

目的：热身肩部，为运动做准备，同时加强肩部肌肉如前锯肌和菱形肌力量，是肩部所必需的运动。

练习禁忌：无。

设备：垫子、小枕头、毛巾或瑜伽砖（如果需要的话，垫于头下）。中等大小的健身球（可选；将健身球夹在两膝之间，有助于激活盆底肌和横腹肌，防止膝盖塌陷）。

▶ **开始**：

仰卧，双膝弯曲，双脚着地，臀部分开。

骨盆与地面水平，处于中立位；如果背部有问题，采取骨盆后倾位。

手臂和指尖努力向天花板伸展，肩关节屈曲角度不超过90°。

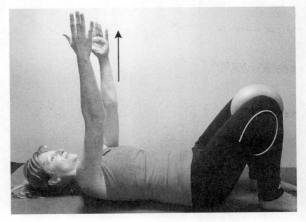

前伸

▶ **练习**：

吸气，指尖伸向天花板（肩胛骨会从垫子上抬起）。这是肩胛骨前伸。

呼气，两肩胛骨互相靠拢（不要太猛烈），想象着在两肩胛骨之间轻柔地夹裂一个核桃。这是肩胛骨回缩。

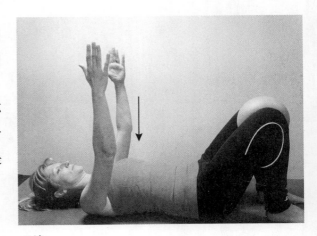

回缩

▶ **增加难度：**

- 双手之间拉一根弹力带。

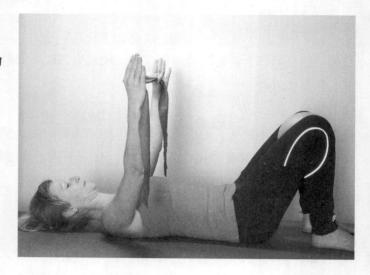

"普拉提帮我逐渐建立起力量和信心！"

——Grace T.

简易肩基举桥

目的：热身脊柱、腘绳肌和臀肌。这个练习有助于练习者更容易地穿内衣和裤子，以及找到合适的床上卧姿。

练习禁忌：练习前自我检查，确保练习时所携带的引流管在位并且安全。

设备：垫子、小枕头、毛巾或瑜伽砖（如果需要的话，垫于头下）。中等大小的健身球（可选；将健身球夹在两膝之间，有助于激活盆底肌和横腹肌，防止膝盖塌陷）。

▶ **预备**：

仰卧，双膝弯曲，双脚着地，臀部分开。

骨盆与地面水平，处于中立位；如果背部有问题，采取骨盆后倾位。

手臂在身体两侧延展。

▶ **练习**：

吸气开始，然后呼气的同时向鼻子方向倾斜盆骨，到达骨盆后倾位。

脚后跟推地，从腰背部骶尾处开始，到中背部，然后到上背部，脊柱一节一节地抬离垫子。

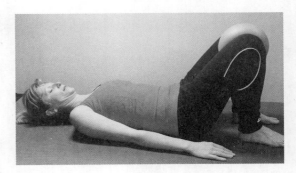

吸气，同时保持这个姿势，即这时可以保持静止，脊柱不做任何运动。肩胛骨上部仍然贴在垫子上。

呼气，同时回到开始的姿势，并从上至下逐节收回上背部、中背部和腰背部，脊柱轻柔地落回垫子，回到中立位或骨盆后倾位。想象脊柱慢慢地卷至地板。

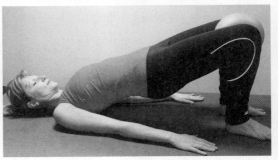

▶ **注意事项**：

保持两个肩胛骨在垫子上。不要让骨盆前后或左右摇摆。

矫正棍上举

目的：增加肩膀的活动范围和稳定性，拉伸背阔肌（手术后易紧张），以使患者可以较容易地穿衣服或手臂伸至头顶以上。

练习禁忌：手臂上抬不可超过90°。

如果你仍带着引流管，必须在医生的指导下进行。

设备：垫子、小枕头、毛巾或瑜伽砖（如果需要的话，垫于头下）。中等大小的健身球（可选；将健身球夹在两膝之间，有助于激活盆底肌和腹横肌，防止膝盖塌陷）。矫正棍、棍子、毛巾或雨伞。

▶ **开始**：

仰卧，双膝弯曲，双脚着地，臀部分开。

骨盆与地面水平，处于中立位；如果背部有问题，采取骨盆后倾位。

双手握矫正棍、毛巾、棍子或雨伞。

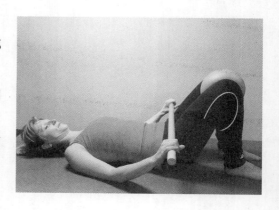

▶ **练习**：

吸气开始，同时肩胛骨贴在垫子上；呼气，举起矫正棍直到手臂与肩膀成90°。吸气，保持这个姿势。

呼气的同时收回手臂到起始位置。

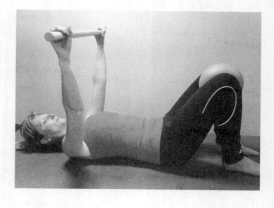

▶ **注意事项**：

保持肩胛骨贴在垫子上。上抬手臂时，不要让胸腔突起或者背部拱起，在感觉舒适下进行。

阶段2　功能恢复

足跟滑动

目的：使骨盆稳定，激活腹横肌，改善腘绳肌柔韧性。

练习禁忌：无。

设备：垫子、小枕头、毛巾或瑜伽砖（如果需要的话，垫于头下）。在脚趾下放一些普拉提小球有助于运动（可选）或在脚掌下垫小毛巾，以辅助运动。

▶ **开始**：

仰卧，双膝弯曲，双脚着地，臀部分开。

骨盆与地面水平，处于中立位；如果背部有问题，采取骨盆后倾位。

双手放在骨盆上。

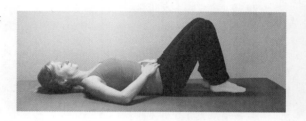

▶ **练习**：

吸气开始，然后呼气，右脚跟下压向前伸展，带动右腿伸展。

吸气，回到起始姿势。

一条腿重复计划的次数，然后换另一条腿练习。掌握了方法后，双腿交替练习。

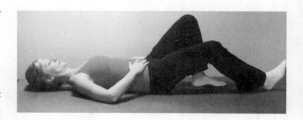

▶ **注意事项**：

保持骨盆稳定；不要让骨盆摇晃。当伸展腿部时，双髋应该朝向天花板。

在舒适的范围内，腿部尽可能远地伸展。如果腘绳肌很紧，可能做不到把腿完全伸展开。

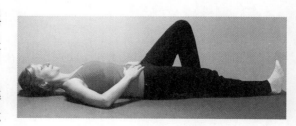

单膝滑行

目的：缓解髋关节紧张度，增加髋部的灵活性，学会如何在移动腿的时候保持骨盆的稳定。

练习禁忌：无。

器材：垫子、小枕头、毛巾或瑜伽垫（按需使用）。

▶ **预备**：

仰卧，膝盖弯曲，双脚平放在地上，臀部分开。

如果可以，保持骨盆水平中立位；如果有背部问题，采取骨盆后倾位。

双臂平放在身体两侧。

▶ **练习**：

吸气开始；呼气，抬右腿至大腿垂直于地面，胫骨平行于地面，左脚留在原位。

吸气，右腿向内、靠近左腿方向画圈；保持画小蛋糕般大小的圈，以保持骨盆的稳定。

重复动作5~8次，然后向外反方向画圈。

右腿完成所有动作后，换左腿练习。

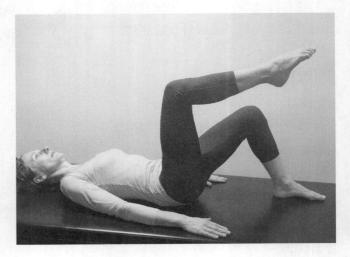

▶ **注意事项**：

必须保持骨盆的稳定；尾骨应该一直贴在地板上；腿画圈时，臀部不要摇摆不定；双髋应该一直朝向天花板。

猫式伸展

目的： 手术后腰背部通常很紧，这项练习有助于拉伸腰背部。

练习禁忌： 该练习不适用于脊柱骨质疏松症或淋巴水肿患者；此类患者请参阅后面的"降低难度"。

　　如果有膝盖问题，请在膝盖下垫垫子或毛巾。

器材： 无。

▶ **预备：**

　　手、膝着地。

　　手放在肩部正下方。

　　双膝位于臀部正下方，分开与髋同宽；脚趾自然放在垫子上。

　　骨盆与地板平行，处于中立位。

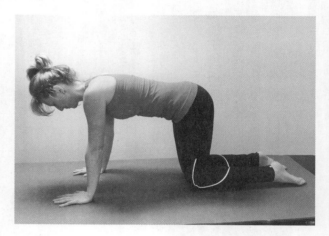

▶ **练习：**

　　吸气开始；呼气，收腹，椎骨逐节向上，弓起背部，像猫一样。

　　腰背部、中背部、上背部和头部依次移动。

　　吸气，保持这个姿势。

　　呼气，回到开始的位置。

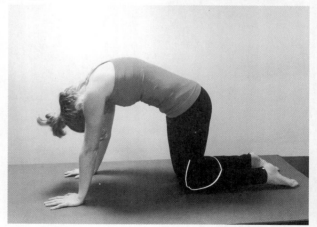

▶ **注意事项：**

　　当背部从弓形挺直时，头与脊柱要在一条直线上。

▶ 变式——降低难度

● 双手放在桌子或吧台上，双膝弯曲。不要把全身的重量放在手上。

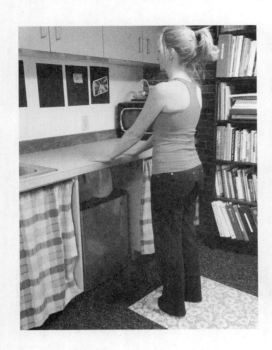 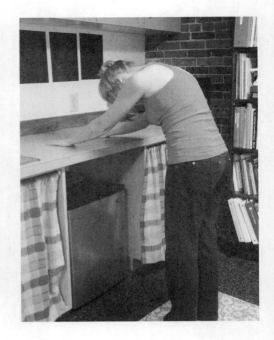

天鹅翘首

目的：锻炼肩胛骨及背部肌肉，增加肩部灵活性，为肩部负重练习做准备。

练习禁忌：胳膊必须可以负重才能进行此项练习，不建议淋巴水肿者进行该练习；如果需要练习，请参考"降低难度"。

器材：泡沫轴、重量球和毛巾。

▶ **预备**：

腹部着地，胳膊伸过头顶，肘部轻微弯曲。

掌根放在泡沫轴、重量球或毛巾上。

前额贴在垫上。

双腿伸直，臀部分开。

耻骨压向垫子。

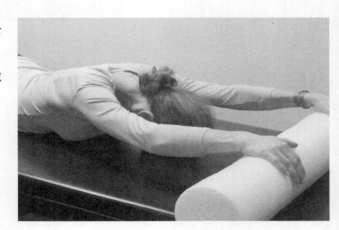

▶ **练习**：

吸气开始；呼气，手掌压在泡沫轴、重量球或毛巾上，头和背部一起上抬，离开垫子。抬高上半身离开垫子的时候，耻骨位置不变，肩膀下沉。

吸气，眼睛向前看，保持这个姿势。

呼气，回到开始的位置。

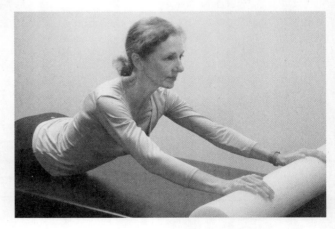

▶ **注意事项：**

　　不要引起腰背部疼痛。如果腰背部出现疼痛，可能是因为身体抬得太高了，这时要降低背部高度，或者在髋骨下放一个垫子。如果疼痛持续，则要停止练习。

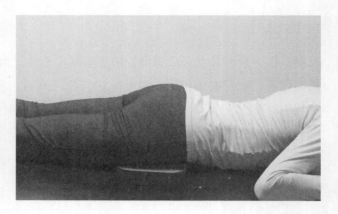

▶ **降低难度：**

● 双肘弯曲着地，手掌平放。此时，身体就抬不高了，因此可以保护背部。另外，你可能还需要垫一个垫子来保护腹部。

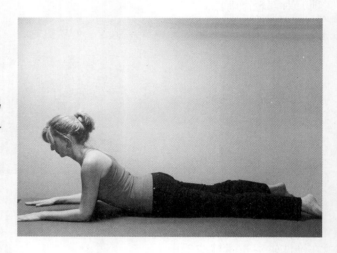

阶段3　力量和耐力的恢复

简易百次拍击（屈膝，双脚放在垫子上）

目的： 增强肩部肌群（前锯肌、背阔肌）及腹肌力量。

练习禁忌： 如果你有骨质疏松症，做这个练习时头部不要抬离垫子。

设备： 垫子、小枕头、毛巾或瑜伽砖（如果需要的话，垫于头下）。中等大小的健身球（可选；将健身球夹在两膝之间，有助于激活盆底肌和腹横肌，防止膝盖塌陷）。

▶ **开始：**

　　仰卧，双膝弯曲，双脚着地，臀部分开。

　　骨盆与地面水平，处于中立位；如果背部有问题，采取骨盆后倾位。

　　手臂在身体两侧延展。

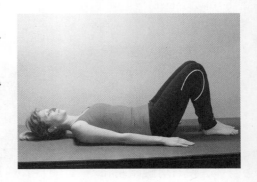

▶ **练习：**

　　吸气，同时轻柔地将下巴向胸部内收。

　　呼气，同时上半身和肩膀抬起，离开地板，并朝向足部方向延展双臂。眼睛看向肚脐并保持颈部放松。

　　吸气，肩后部发力使手臂上下拍动5次；呼气，再拍5次。一个循环拍动10次。

　　重复循环10遍是一组完整的百次拍击练习。也可尽自己所能做较多的循环。

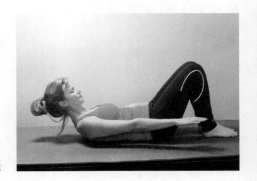

▶ **注意事项：**

　　确保运动由肩胛部肌肉产生，而不是肘或头。必要时可以用一只手支撑头部，以便保护颈部。

简易十字交叉

目的： 加强核心，尤其是扭曲你身体的斜方肌，有助于睡觉时的转身和侧身。

练习禁忌： 如果患有脊柱骨质疏松症，就不要做这个练习。

设备： 垫子、小枕头、毛巾或瑜伽砖（如果需要的话，垫于头下）。

▶ **开始：**

仰卧，双膝弯曲，双脚着地，臀部分开。

骨盆与地面水平，处于中立位；如果背部有问题，采取骨盆后倾位。

手支撑头部，肘部在你的视线范围内打开。

▶ **练习：**

吸气开始，然后呼气，朝向胸部轻收下巴，上半身和肩膀抬离地板，扭转身体，使左肘触碰右膝。

吸气回正；呼气，扭转身体，使右肘触碰左膝。

吸气回正。

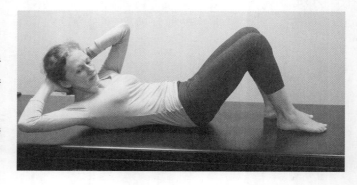

▶ **注意事项：**

髋骨朝向天花板，骨盆和尾骨贴在垫子上。

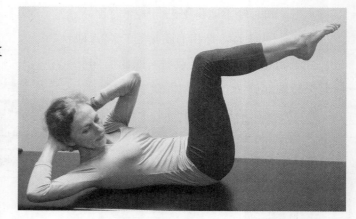

▶ **增加难度：**

● 抬双膝呈"桌面式"或一腿朝向天花板伸直。

侧卧单腿画圈

目的：加强臀部和大腿肌肉，以稳定核心；这些练习有助于平躺或侧卧时更容易下床。

练习禁忌：如果存在颈、肩、肘或腕关节损伤，可把头放在枕头、垫子或瑜伽砖上。

如果患有髋关节骨质疏松症，就画相对较小的圈。

如果髋部损伤，要在可耐受范围内限制大腿抬高的高度。

器材：垫子、小枕头、毛巾或瑜伽砖（按需使用）。或者感到不适时把头放在手臂上。

▶ **开始**：

侧卧，背部呈一条直线并与垫子边缘对齐，双臀和双腿上下叠放，肩膀和臀部在一条线上，脚尖绷直。

上面的手臂压向垫子，保持稳定。

头枕在下面伸展的手臂上。

胸腔抬离地面。

眼睛向前看，不要看脚。

▶ **练习**：

吸气，抬上腿与髋同高。

呼气，上腿顺时针画8~10个圈（直径20~25厘米）。

逆时针再画8 ~ 10圈。

每侧重复5~6组，然后切换对侧练习。

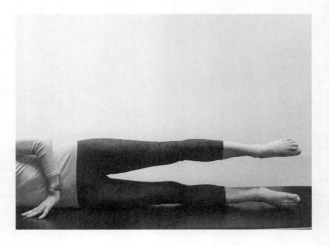

▶ **注意事项**：

保持骨盆稳定，避免肩部和颈部紧张；保持肩部和髋部不前后倾斜。

▶ **降低难度：**

- 胸部放在垫子上而不是抬起。
- 身体与髋部成一个小角度，双脚朝向背侧垫子下角伸展。
- 下面的膝盖弯曲，以获得更强的支撑。

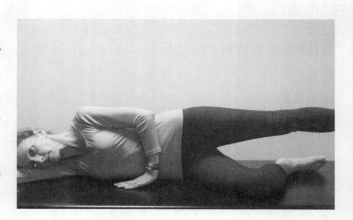

单腿伸展

目的：保持臀部和腿部的柔韧性，加强腹肌。

练习禁忌：如果患有脊椎骨质疏松症，不要把头抬离垫子，并要减少手臂的运动。请参阅"降低难度"。

器材：垫子、小枕头、毛巾或瑜伽砖（按需使用）。

▶ **预备：**

仰卧，双膝抬至最高，呈"桌面式"。

骨盆后倾位（骨盆朝鼻子方向倾斜）。

胳膊伸直放在身体两侧。

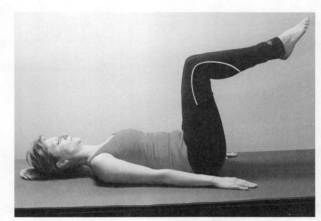

▶ **练习：**

吸气开始；呼气，颔首，下巴贴近胸部，肩部离开地面，抬起上半身。

吸气；呼气，右膝朝胸前移动，将左腿向前伸至与地面成45°。

吸气；呼气，左膝朝胸前移动，将右腿向前伸至与地面成45°。

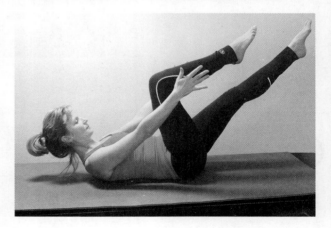

▶ **注意事项：**

骨盆后倾位可以保护背部并保持骨盆稳定。换腿时，注意身体不要左右摇晃。

▶ **降低难度：**

- 头放在垫子上，手臂保持不动，只运动腿部；一定要保持骨盆后倾位。

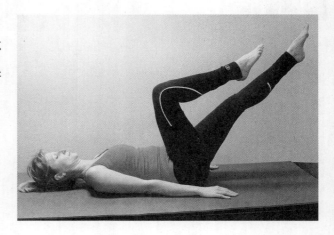

▶ **增加难度：**

- 只运动腿部，在较低的高度伸展腿。

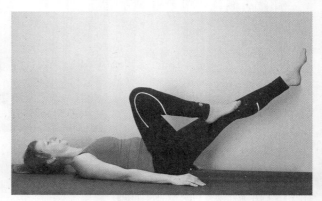

"我坚信，规律的活动和锻炼是术后很快康复的关键。虽然体能水平会受到化疗的严重影响，但我认为自己做的最好的事情就是锻炼。"

——Bonnie O.

俯身游泳

目的：增强肩部和背部肌肉力量，改善姿势。这个锻炼可改善翻身的灵活性（在床上变换姿势）和手臂伸展的能力，对缓解女性脊椎骨质疏松症也是比较有益的。

练习禁忌：如果有背部问题，如椎管狭窄、脊椎前移或脊椎滑脱，不要做这个练习。

设备：小枕头（可选，放在额头下面）。

▶ **开始**：

俯卧，伸展腿和手臂。耻骨压向垫子。

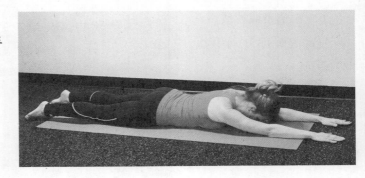

▶ **练习**：

吸气开始；呼气，同时胸腔和头部抬离地板。凝视前方。

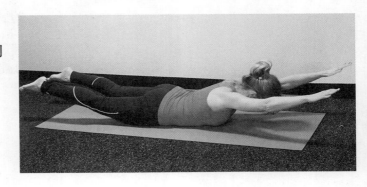

吸气然后呼气，同时交替抬起和落下右手臂/左腿与左手臂/右腿，像游泳一样。

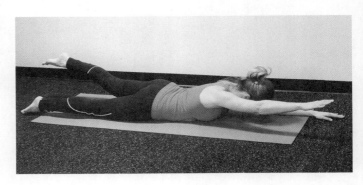

▶ **注意事项:**

　　避免背部疼痛。如果背部不适,要慢慢地以手臂或腿开始,不要手臂和腿同时进行。如果肩部不适,只做腿部运动。保持核心稳定,不要左右摇晃。

▶ **降低难度:**

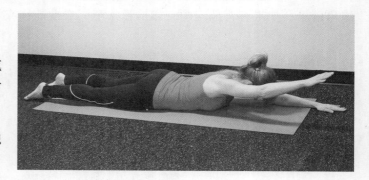

- 如果背部拱起过多或腹部不适,在骨盆下垫一个垫子或枕头。

- 手臂或腿部分别单独练习。

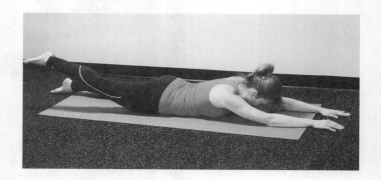

四足游泳

目的： 加强动态稳定性，锻炼腰背部和臀部肌肉，特别适用于脊椎骨质疏松症的女性患者。

禁忌： 如果有淋巴水肿的风险，练习时一定要戴上压力袖套和手套，并提前热身；手在地上时可以握住哑铃保持腕部平直；如果腕部和手部出现严重不适，应终止练习；如果不能做到脊柱中立位，禁止进行该练习。

器材： 垫子（可选；放在膝下增加舒适度）。

▶ **预备：**

手和膝部着地，背部朝向天花板，手在肩部正下方。

双膝分开，在臀部正下方；脚尖放松，置于垫上。

骨盆水平中立位。

颈部和脊柱呈一条直线，目视下方。

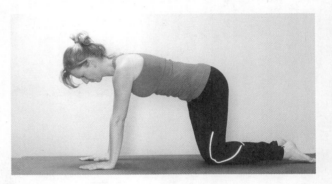

▶ **练习：**

吸气开始；呼气，同时抬右臂与肩齐平，抬左腿与臀等高。

吸气，保持这个姿势。

呼气，右臂和左腿回至起始位置。

重复右臂和左腿的练习，然后换左臂和右腿练习。

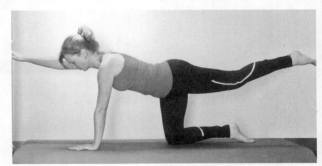

▶ **注意事项：**

髋骨朝向地板；背部保持稳定，避免扭弯。

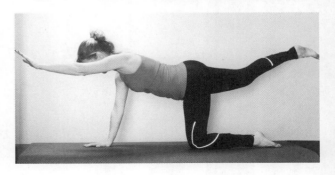

▶ **增加难度:**

- 手臂上举时,手持哑铃(0.5~1
  千克)或重量球。必须在医生允
  许的情况下才可以增加负重。

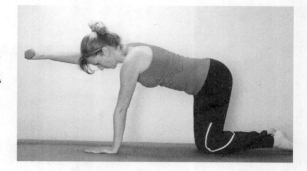

▶ **降低难度:**

- 减少重复的次数。
- 一次只抬高一只手臂或一条腿。

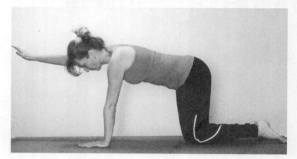

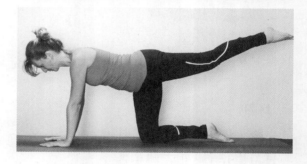

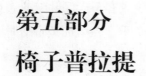

第五部分
椅子普拉提

如果你从站立到躺在地上有困难，椅子普拉提是理想的选择。此外，这项练习非常适合有骨质疏松症或平衡能力差的患者锻炼手臂和背部。对于术后和治疗期间耐力差的乳腺癌患者来讲，这是一个很好的起始锻炼。

选择一个没有扶手的稳固的椅子，以获得最好的效果。要确保坐在椅子的边缘，以矫正练习姿势。

如果处于TRAM或DIEP乳房重建手术后的恢复期，无法坐直，可以在背后放置一个枕头。

如果有淋巴水肿的风险或有医疗保健专业人员的建议，请戴上压力袖套和手套。要逐步增加负重，在增加负重的时候不要同时增加重复的次数。从较轻的重量开始，如0.5千克。

如果刚接受过乳房扩张器植入手术，或曾行TRAM或DIEP乳房重建手术，得到医生允许之后才可进行负重或弹力带练习，并根据医生的指示停止或更改运动计划。

如果背部有问题，在所有的练习中应使用骨盆后倾位，不要使用骨盆中立位。

如果患有脊椎骨质疏松症或骨质减少症，请避免脊柱屈曲。

如果正在接受化疗，请遵守医生给予的建议和注意事项。

阶段1：保护阶段

保护阶段的练习对于术后还带有引流管的患者来说是安全的，并且在拔除引流管以后仍可继续练习。每个动作重复3~5次，如果是两侧分别锻炼，则每侧各重复3~5次。该阶段持续大约4周，直到感觉舒服，才可在医生的允许范围内逐渐加大练习的难度。练习至感觉很轻松，在进入下一阶段之前不应感到不适。将练习纳入日常活动。这一阶段的目标是确保组织愈合，不需要牺牲胸部和手臂的运动和灵活性。在阶段2和阶段3，请先使用阶段1的练习热身。

- 骨盆：骨盆后倾位和放松脊柱。
- 弹力带辅助练习呼吸。
- 肩胛骨上抬和下沉。

- 肩胛骨前伸和回缩。
- 肩部转动。
- 坐姿硬拉。

阶段2：功能恢复

如果你对阶段1的练习没有感到不适，可进行阶段2的练习。本阶段持续2~4周。每项练习重复3~5次，逐渐增加到5~8次。

- 坐姿百次拍击。
- 坐姿踏步。
- 手臂练习。
    - ◆ 抱树。
    - ◆ 空中剪刀。
    - ◆ 开门。
    - ◆ "W"形上举。
- 坐姿足跟滑动。

阶段3：力量和耐力的恢复

如果阶段1和阶段2的锻炼没有疼痛或不适（手术后6~8周），请在日常锻炼中添加以下内容。开始时，每项练习重复3~5次，逐渐增加到5~8次。

- 踏步双臂上抬。
- 踏步手臂空中剪刀。
- 弹力带划船。

对于所有的练习，建议最多重复5~8次。然而，每个人的耐力是不同的，应根据自身情况调整练习量。只要坚持锻炼，就会感觉到自己的变化，所以请温柔地对待自己。

请牢记：

- 在练习普拉提前后要进行拉伸，或洗个热水澡来热身。
- 如果你在坐直时感到疼痛或不适，可将枕头放在背后给予支撑。
- 双膝盖间夹一个瑜伽球有助于激活盆底肌和腹横肌，使你感觉到肌肉在运动。腹横肌被激活时，腹部会有颤抖。然而，在腹部和胸部的手术后，这些部位的感觉可能会受损。

● 必要时可以交替进行手臂运动和腿部运动，以防止疲劳。

● 多喝水以保持水分。

哪种姿势是最好的坐姿？

懒散的坐姿会给腰背部带来很大的压力。如果可能的话，每次开始运动时，确保脊柱和骨盆成一直线并保持中立，以进行正确的锻炼。

练习之前先问自己几个问题：

● 我是不是坐在了椅子的边缘？

● 我的双脚平放于地面时受力是否均匀？双脚间的距离是否与髋同宽？脚趾是不朝向正前方？

● 我的腿和腰部是否成90°？

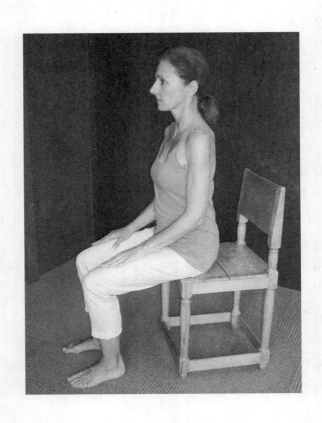

● 我的双膝分开是与髋同宽吗？我的骨盆是位于中立位吗？

把无名指和小指放在髋骨上并将拇指放在肚脐上方，使成心形。略微前倾骨盆（背向后拱起）然后略微后移骨盆，直到拇指与无名指和小指水平，这是中立位。

● 是不是坐在我的坐骨上了？

骨盆的中立位时，坐骨垂直立于椅子。要找到坐骨，可将手掌放在臀部下面，摸到的最突出的骨就是坐骨。如果你坐得很好，手能感觉到坐骨很尖。当你的坐姿不对的时候，坐骨会是平的。弓背或懒散的坐姿，所有的重量都会落到大腿上。

● 我的胸腔在髋部正上方吗？

● 我的耳朵在肩膀正上方吗？

● 我的肩膀在臀部上方吗？

● 我的眼睛是否直视前方了？

● 我是否能想象有一条绳子在我的头上方牵拉，使我抬头挺胸？

阶段1 保护阶段

骨盆：骨盆后倾位和放松脊柱

目的： 激活核心肌肉，放松脊柱，并学习坐位时如何使骨盆后倾。

练习禁忌： 无。

设备： 无扶手的椅子。

▶ **开始：**

坐在椅子边缘。

骨盆中立，如果有背部问题，采取骨盆后倾位。

确保胸腔在髋部正上方。

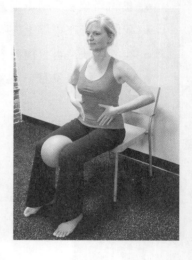

眼睛直视前方。

无名指和小指放置在髋骨前面，食指向下，拇指位于脐上方、胸廓下方。

▶ **练习：**

吸气；呼气，轻轻地将骨盆（后倾）转向椅子（腰背部较圆，肌肉活跃）。拇指低于其余四指。

吸气，保持这个姿势；呼气，回到起始位置（中立位）。拇指和其余四指应在同一平面。

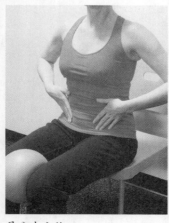

骨盆中立位

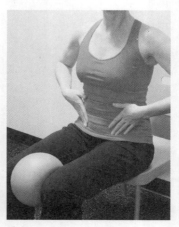

骨盆后倾位

弹力带辅助练习呼吸

目的：学习普拉提的肋间呼吸（横向呼吸），为锻炼做准备并促使身体放松。感到肌肉酸痛时，也可以利用这种呼吸进行放松。

练习禁忌：如果你刚做过乳房扩张器植入手术或曾行TRAM或DIEP乳房重建手术，不可使用弹力带，可将手放在胸廓。

所需设备：没有扶手的椅子，弹力带。

▶ **开始：**

坐在椅子边缘，脊柱和骨盆保持中立位；如果背部有问题，采取骨盆后倾位。

胸廓位于髋部正上方。

目视前方。

将弹力带从背后胸罩下缘向前交叉绑于身体前方，双手握住弹力带末端。

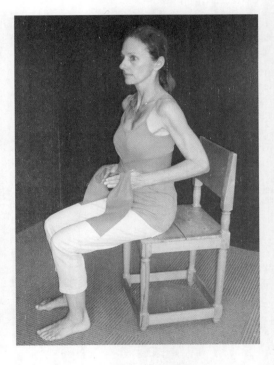

▶ **练习：**

吸气，感受大自然的气息，感觉胸腔向前方、两侧及后方扩张（弹力带被拉长）。

像"吹灭蜡烛"一样呼出空气，感觉胸廓变小。

肩胛骨上抬和下沉

目的：缓解紧张的颈部、肩膀和上背部，以及激活肩胛肌肉。

练习禁忌：无。

所需设备：无扶手的椅子、中等大小的健身球（可选；夹在双膝之间，有助于激活盆底肌和腹横肌，防止膝盖塌陷）。

▶ **开始**：

坐在椅子边缘。

脊柱和骨盆保持中立位；如果有背部问题，采取骨盆后倾位。

胸腔位于髋部正上方。

眼睛直视前方。

手臂垂于身体两侧并向下延展。

▶ **练习**：

吸气，同时朝向耳朵上抬肩胛骨。

呼气，同时肩胛骨回落到起始位置，指尖触摸椅子。

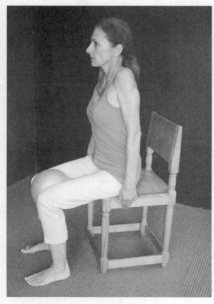
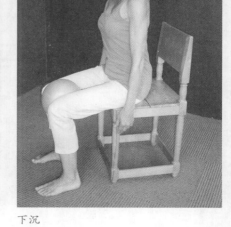

上抬   下沉

肩胛骨前伸和回缩

目的：热身肩部肌肉，促进适当的肩部运动。

练习禁忌：无。

设备：无扶手的椅子、中等大小的健身球（可选；夹在双膝之间，有助于激活盆底肌和腹横肌，防止膝盖塌陷）。

▶ **开始**：

坐在椅子边缘。

脊柱和骨盆保持中立位；如果有背部问题，采取骨盆后倾位。

胸腔位于髋部正上方。

眼睛直视前方。

双臂抬至肩高，手掌朝内。

▶ **练习**：

吸气，手指向远处延伸，像伸手去抱孩子一样。这是肩胛骨前伸。

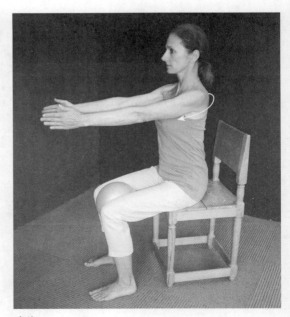

前伸

呼气，同时轻轻将肩胛骨向后拉回，这是肩胛骨回缩。

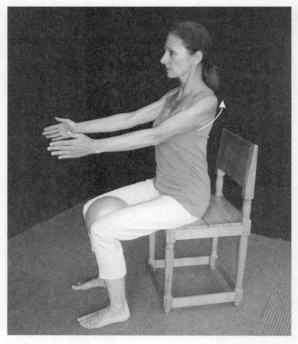

回缩

▶ **增加难度：**

● 增加0.5~1千克的手部负重。如果您刚接受过乳房扩张器植入手术，或曾行TRAM或DIEP乳房重建手术，请不要在医生许可之前使用哑铃。

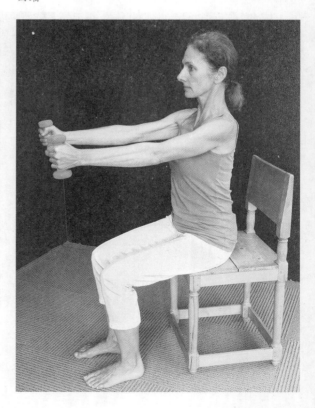

肩部转动

目标： 热身肩部肌肉，为运动做准备。

练习禁忌： 无。

所需设备： 无扶手的椅子、中等大小的健身球（可选；夹在双膝之间，有助于激活盆底肌和腹横肌，防止膝盖塌陷）。

▶ **开始：**

　　坐在椅子边缘。

　　脊柱和骨盆保持中立位；如果有背部问题，采取骨盆后倾位。

　　胸腔位于髋部正上方。

　　眼睛直视前方。

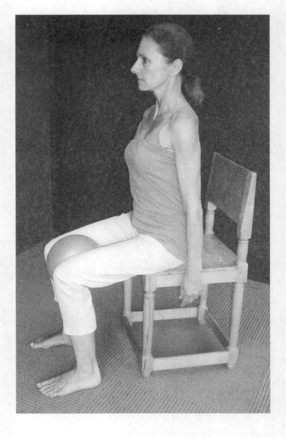

▶ **练习：**

吸气，同时将肩膀朝向耳朵上抬，并向后转动。

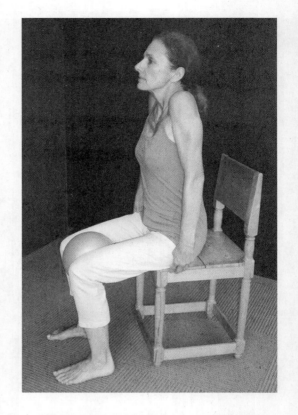

呼气，同时放下肩膀。想象肩膀绕背部围成一个圆圈，肩部上升、环形运动、下降。如果疼痛，可缩小肩膀转动的圈子，同时深呼吸。

重复5~8次，然后反方向进行，即向前转动肩膀。

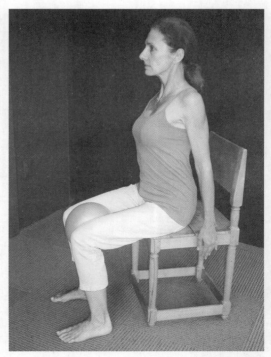

坐姿硬拉

目标：加强腿部和核心力量，使你从椅子上起身或如厕更容易。这是一项很好的练习，如果你有骨质疏松症，可以学习如何从臀部弯曲脊柱，以及从坐姿起来时如何用脚承重。

练习禁忌：如果患有周围神经病变，请穿结实的鞋子。

设备：无扶手的椅子。

▶ **开始**：

　　坐在椅子边缘。

　　脊柱和骨盆保持中立位；如果有背部问题，采取骨盆后倾位。

　　胸腔位于髋部正上方。

　　眼睛直视前方。

　　双手根部置于髋部。

▶ **练习**：

　　吸气准备。

　　呼气，身体前倾，髋部弯曲；脚跟承重，推地，站起来。

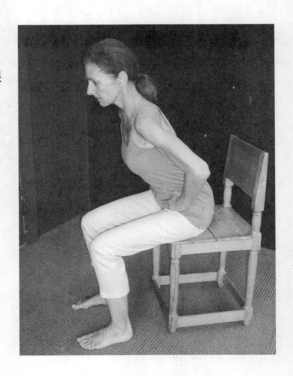

屈膝，脚跟承重，重新坐到椅子上。

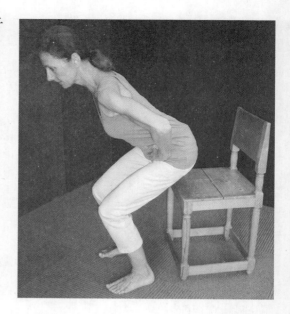

▶ **降低难度：**

● 如果腿部力量不够，可把手掌放在大腿上协助做动作。

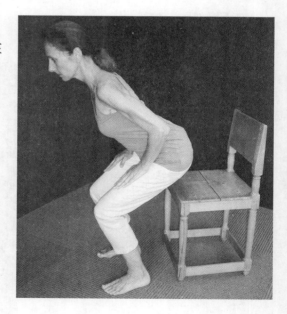

阶段2　功能恢复

坐姿百次拍击

目标： 增加肩膀和腹部的力量，促进淋巴循环。

练习禁忌： 无。

设备： 无扶手的椅子、中等大小的健身球（可选；夹在双膝之间，有助于激活盆底肌和腹横肌，防止膝盖塌陷）

▶ **开始：**

坐在椅子边缘。

脊柱和骨盆保持中立位；如果背部有问题，采取骨盆后倾位。

胸腔位于髋部正上方。

眼睛直视前方。

双臂放于身体两侧，自然下垂。

▶ **练习：**

吸气准备。呼气，掌心向下，手臂上抬至与肩同高。

吸气，手臂拍击5次，保持手臂伸直；呼气，手臂拍击5次。一呼一吸为一组练习。重复练习至完成100次拍击或依据自身情况，完成多次拍击。

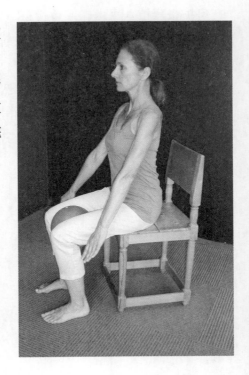

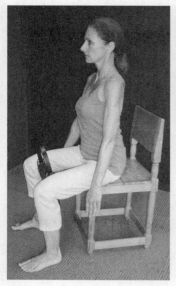 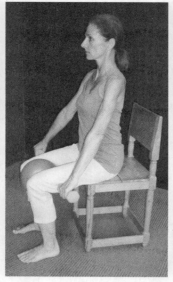 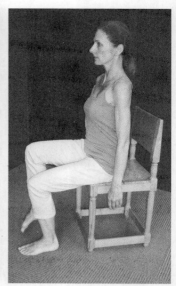

▶ **增加难度：**

- 双膝之间夹一个普拉提圈。

- 增加手部负重（0.5~1千克）。如果刚做过乳房扩张器植入手术，或曾行TRAM或DIEP乳房重建手术，在得到医生允许之前，不建议增加负重。

- 抬起一个膝盖，手臂拍击50次。然后换另外一个膝盖抬起，完成剩下的50次拍击。

- 一条腿伸直，手臂拍击50次。换另外一条腿伸直，完成剩下的50次拍击。

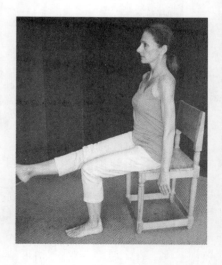

坐姿踏步

目标：增强腹肌和腿部的力量，使行走更容易。

练习禁忌：无。

设备：无扶手的椅子。

▶ **开始**：

坐在椅子边缘。

脊柱和骨盆保持中立位；如果背部有问题，采取骨盆后倾位。

胸腔位于髋部正上方。

眼睛直视前方。

双臂放于身体两侧，自然下垂。

▶ **练习**：

吸气准备；呼气，轻轻抬起右膝。

吸气，将脚放在地板上；呼气，同时抬起左腿。

双腿交替进行。

▶ **注意事项**：

使用腹肌保持骨盆稳定，避免骨盆左右、前后摇晃。

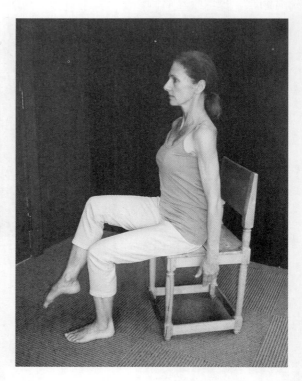

手臂练习：抱树

目标：选择四项"手臂练习"中的任意两项进行锻炼。抱树的动作可以拉伸胸部，同时加强背部肌肉。

练习禁忌：如果刚接受过乳房扩张器植入手术，你可能不能进行该练习，请先跟你的手术医生确认。

所需设备：无扶手的椅子、中等大小的健身球（可选；夹在双膝之间，有助于激活盆底肌和腹横肌，防止膝盖塌陷）。

▶ **开始：**

　　坐在椅子边缘。

　　脊柱和骨盆保持中立位；如果背部有问题，采取骨盆后倾位。

　　胸腔位于髋部正上方。

　　眼睛直视前方。

　　肘部放松，手臂伸展成"T"形。

　　掌心向前。

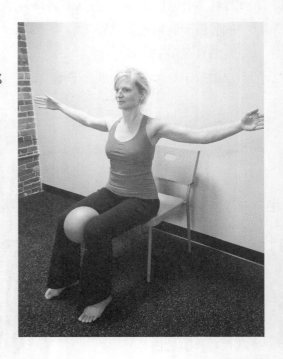

▶ **练习**:

　　吸气准备；呼气，像拥抱一棵大橡树一样使手臂围成一个圆。

　　吸气，并保持该姿势。

　　呼气，回至起始位置。

▶ **注意事项**:

　　使用背部的肩胛肌移动手臂。此项练习手臂的移动动作很少。

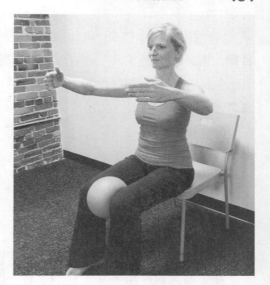

▶ **增加难度**:

● 增加手部负重（0.5~1千克）。如果您刚接受过乳房扩张器植入手术，或曾行TRAM或DIEP乳房重建手术，在医生许可之前请不要增加负重。

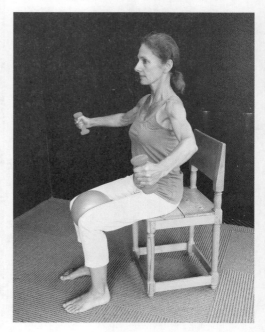

　　"上肢带骨生物力学练习及中背部肌肉力量练习，帮我改善了我以前习惯采取的不良胸部保护姿势。"

　　　　　　　　　　　　　　　　　　　　　——Beth Mast

手臂练习：空中剪刀

目标：选择四项手臂练习中的任意两项进行锻炼。空中剪刀可以拉伸身体两侧及腋下，包括背阔肌，有助于完成清洗窗户和脱掉衣服如夹克或帽子的动作。

练习禁忌：如果刚做过乳房扩张器植入手术，可能不适合进行该练习。须征求手术医生的意见。

所需设备：无扶手的椅子、中等大小的健身球（可选；夹在双膝之间，有助于激活盆底肌和腹横肌，防止膝盖塌陷）。

▶ **开始**：

　　坐在椅子边缘。

　　脊柱和骨盆保持中立位；如果背部有问题，采取骨盆后倾位。

　　胸腔位于髋部正上方。

　　眼睛直视前方。

　　双臂向前伸展与肩部同高，掌心相对。

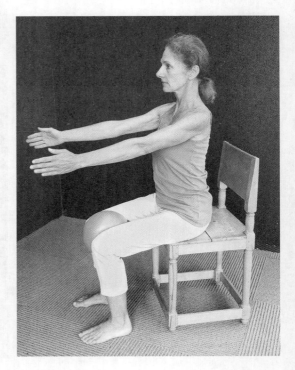

▶ **练习：**

　　吸气准备；呼气，朝向天花板举起右手，左臂向下指向地面，就像打开的剪刀一样。

　　吸气，双臂回至起始位置。

　　呼气，抬起左臂伸向天花板，右手向下指向地板。

　　吸气时，双臂回至起始位置。

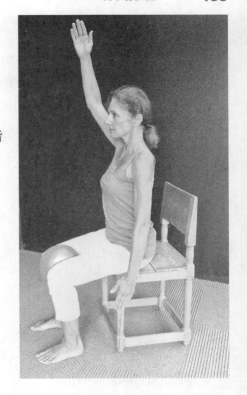

▶ **增加难度：**

● 增加手部负重（0.5~1千克）。如果你刚接受乳房扩张器植入手术，或曾行TRAM或DIEP乳房重建手术，在医生许可之前请不要增加负重。

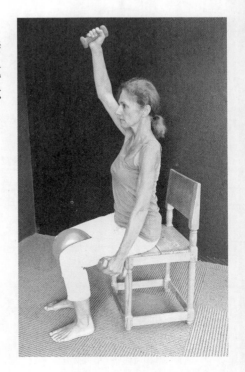

手臂练习：开门

目标：选择四项手臂练习中的任意两项进行锻炼。本练习可以增强位于肩背部的肩袖肌肉力量，并改善姿势。这些肌肉对肩关节的功能非常重要。

练习禁忌：无。

设备：无扶手的椅子、中等大小的健身球（可选；夹在双膝之间，有助于激活盆底肌和腹横肌，防止膝盖塌陷）。

▶ **开始：**

坐在椅子边缘。

脊柱和骨盆保持中立位；如果背部有问题，采取骨盆后倾位。

胸腔位于髋部正上方。

眼睛直视前方。

肘部弯曲90°，并贴在腰部。

手掌相对，大拇指向上。

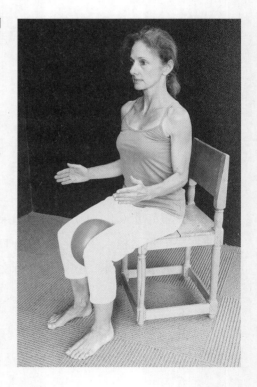

▶ **练习：**

　　吸气准备；呼气，双手向两侧移动，肘部保持贴在腰部。

　　吸气，保持这个姿势。

　　呼气，回到起始动作。

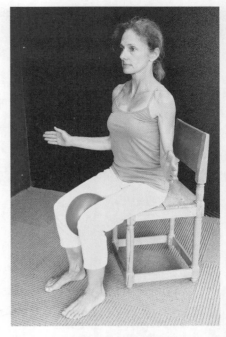

▶ **增加难度**

● 增加手部负重（0.5~1千克）或使用弹力带。如果您刚接受过乳房扩张器植入手术，或曾行TRAM或DIEP乳房重建手术，在医生许可之前请不要增加负重或使用弹力带。

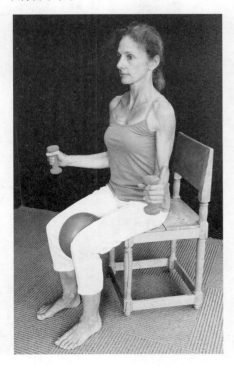 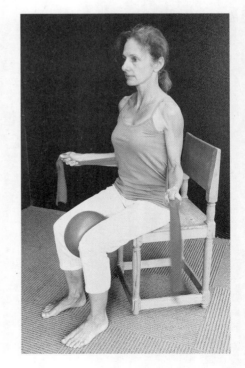

手臂练习：“W”形上举

目标：选择四项手臂练习中的任意两项进行锻炼。“W”形上举可以拉伸胸部肌肉，加强背部肌力，改良姿势。

练习禁忌：如果你刚接受过乳房扩张器植入手术，或曾行TRAM或DIEP乳房重建手术，请将肩关节打开保持在90°（肩高），上臂不要超过肩高，并且在得到医生许可前不要使用弹力带。

所需设备：无扶手的椅子、中等大小的健身球（可选；夹在双膝之间，有助于激活盆底肌和腹横肌，防止膝盖塌陷）。

 **开始**：

坐在椅子边缘。

脊柱和骨盆保持中立位；如果背部有问题，采取骨盆后倾位。

胸腔位于髋部正上方。

眼睛直视前方。

上臂抬至与肩同高，手掌朝外并弯曲肘部使之成为“W”的形状。

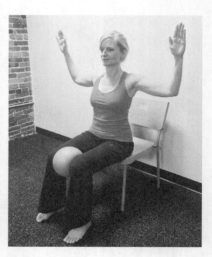

▶ **练习**：

吸气准备；呼气，将双臂举向天花板。

吸气，保持这个姿势。

呼气，双臂回到起始位置。

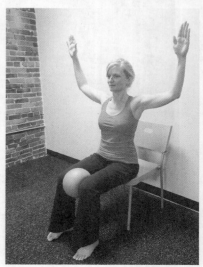

▶ **注意事项：**

在尝试打开胸部肌肉时，保持手臂呈"球门柱"，无痛。向背部伸展手臂时，深呼吸。

增加难度：

● 使用弹力带。

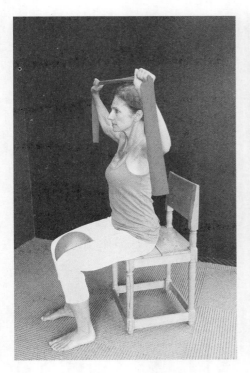 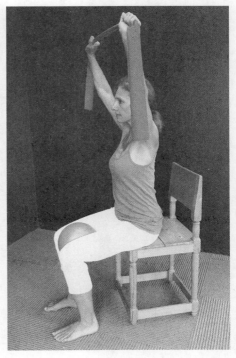

"背部力量和灵活性的增强增加了我的自信心，并帮助我拥有更好的情绪。"

—— Grace T.

坐姿足跟滑动

目标：学习在坐立的时候激活和增强核心力量。

练习禁忌：无。

设备：无扶手的椅子；穿袜子或脚下放一条毛巾。

▶ **开始**：

坐在椅子边缘。

脊柱和骨盆保持中立位；如果背部有问题，采取骨盆后倾位。

胸腔位于髋部正上方。

眼睛直视前方。

双臂自然垂于身体两边。

▶ **练习**：

吸气准备；呼气，将右脚跟滑向前方。

保持骨盆水平。

吸气，保持这个姿势。

呼气，将脚跟复原到起始动作。

右脚重复5~8次，然后换左脚。

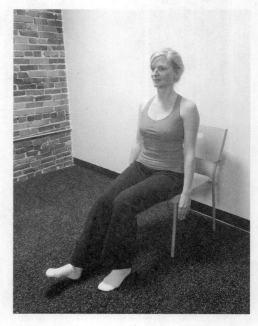

▶ **降低难度**：

- 如果你只能做到呼气时向前滑动脚跟，吸入带回，可以减少重复的次数。

阶段3　力量和耐力的恢复

如果你还没有尝试阶段1和阶段2中增加手部负重的练习，现在可以试着练习一下：

- 肩胛骨前伸和回缩。
- 坐姿百次拍击。
- 手臂练习：抱树。
- 手臂练习：开门。

从较轻的重量（0.5~1千克）开始，缓慢增加重量，注意自己的身体反应。谨记在增加负重的时候，手腕要保持伸直。

如果你有淋巴水肿或有患淋巴水肿的风险，请缓慢增加负重，在增加负重时不要同时增加练习的次数。一定要实时观察手臂的淋巴水肿情况。如果感到手臂沉重或张力增高，可能是由于进度过快导致。一定要按照治疗师的建议，穿上压力袖套和手套。

如果你刚接受过乳房扩张器植入手术，或曾行TRAM或DIEP乳房重建手术，在医生许可前不要增加负重练习或使用弹力带，并根据提示不做或做降低难度的练习。

踏步双臂上抬

目标： 加强腿部、背部和肩部肌肉的耐力，以胜任日常生活和工作。

练习禁忌： 如果你刚接受过乳房扩张器植入手术，或曾行TRAM或DIEP乳房重建手术，不要使用哑铃。

所需设备： 无扶手的椅子、哑铃（0.5~1kg）。

▶ **开始：**

坐在椅子边缘。

脊柱和骨盆保持中立位；如果背部有问题，采取骨盆后倾位。

胸腔位于髋部正上方。

眼睛直视前方。

双臂自然垂于身体两侧，双手持哑铃。

▶ **练习：**

吸气准备；呼气，抬右膝，双臂上抬至与肩同高。

吸气，右膝和手臂回至起始位置。

呼气，抬左膝，双臂上抬至与肩同高。

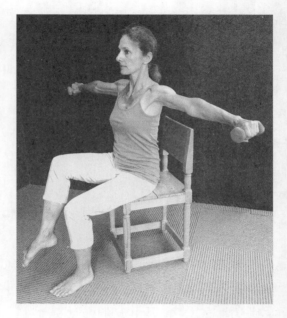

▶ **注意事项：**

保持髋部稳定，不要前后左右晃动。

▶ **降低强度：**

● 不使用哑铃。

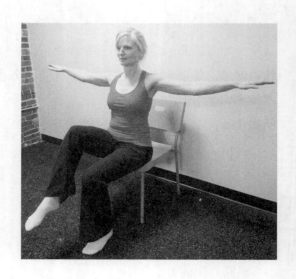

踏步手臂空中剪刀

目标：加强肩部力量，增加耐力，挑战协调能力。

练习禁忌：如果你刚接受过乳房扩张器植入手术，或曾行TRAM或者DIEP乳房重建手术，不要使用哑铃。

设备：无扶手的椅子、哑铃（0.5~1千克）、手机中的秒表或计时器。

▶ **开始：**

坐在椅子边缘。

脊柱和骨盆保持中立位；如果背部有问题，采取骨盆后倾位。

胸腔位于髋部正上方。

眼睛直视前方。

双臂向前伸展与肩同高，掌心相对，手持哑铃。

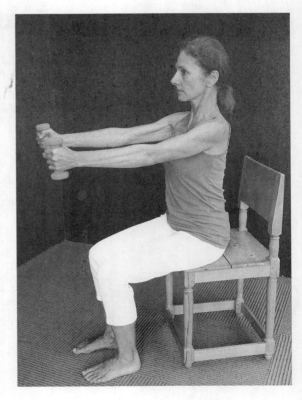

▶ **练习：**

先举起右手，然后抬起左脚，踏步，保持30秒。

吸气，踏步；呼气，把右手举至最高处，左手下垂于身体一侧。

吸气，双臂回到起始位置

呼气，把左手举至最高处，右手下垂于身体一侧。

▶ **降低强度：**

● 不使用哑铃。

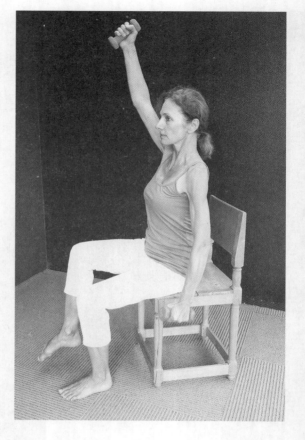

"我坚信，积极锻炼和定期锻炼是术后快速恢复的关键。虽然体能受到化疗的严重影响，但我为自己做的最好的事情就是运动。"

——Boinne O.

弹力带划船

目标：加强背部稳定肌肉的力量，包括中斜方肌和菱形肌，拉伸胸肌。

禁忌：如果你刚接受过乳房扩张器植入手术，或曾行TRAM或DIEP乳房重建手术，在得到医生许可之前，不要使用弹力带，仅仅只是向后伸手臂来延展胸肌。

所需设备：无扶手的椅子、弹力带。

▶ **开始**：

坐在椅子边缘。

脊柱和骨盆保持中立位；如果背部有问题，采取骨盆后倾位。

胸腔位于髋部正上方。

眼睛直视前方。

将弹力带放在膝盖前面，双手持弹力带两端。

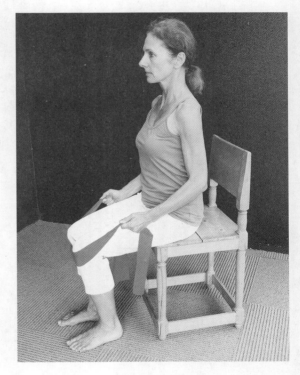

▶ **练习**：

　　吸气准备；呼气，双臂向后拉弹力带，肩胛骨向背部中间靠拢。

　　回到初始位置。

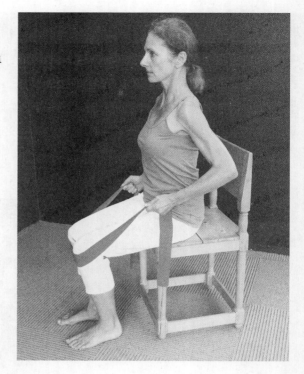

▶ **降低强度**：

- 不使用弹力带。

第六部分

站立普拉提

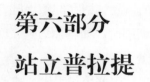

站立普拉提是一种挑战平衡力的负重运动。许多乳腺癌患者有骨质疏松症的风险。尤其是随着年龄的增长，当你面临摔倒的风险时，维持骨密度和学习保持平衡至关重要。尝试至少每周做几次这种运动。

首先对着墙壁、结实的椅子或者家具练习，这样当你失去平衡时，可以有一些东西牢牢抓住。随着平衡力提高，可能不再需要附近有一个稳定的依靠物。这是一个需要去实现的更高级的目标。

如果你的脚有周围神经病变，不建议做这些练习。为了安全，请练习椅子普拉提，直至周围神经病变得以解决。

如果你有淋巴水肿的风险，请在健康保健专业人士的推荐下戴压力袖套和手套。进行力量训练时，如增加力量，就不要增加重复的次数，从轻重量开始（0.5~1千克）。

如果你刚接受过乳房扩张器植入手术，或曾行TRAM或DIEP乳房重建手术，医生同意后方可使用负重或弹力带练习，并按建议放弃练习或采用降低难度的练习。

如果你有背部疾病，所有的训练都要采用骨盆后倾位，不要采用中立位。

如果你正在接受化疗，遵循医生的建议做好预防措施。

阶段1：保护阶段

如果医生许可，这些练习对手术后还带有引流管的患者来说是安全的，并且拔除引流管以后仍可继续练习。每个动作重复3~5次，如果是身体两侧分别进行锻炼，则每侧各重复3~5次。这一阶段持续2~4周，或直到你感觉舒适，可以进行更有挑战的练习。可以轻松完成本阶段的练习且没有不适时，可以前进至阶段2的练习。可以按书中呈现的顺序练习，以形成常规。当你进入阶段2和阶段3的练习时，可以把阶段1的练习作为热身运动。

- 骨盆位置：骨盆中立位和骨盆后倾位。
- 呼吸。
- 原地踏步。
- 肩胛骨上抬和下沉。

- 肩胛骨前伸和回缩。
- 靠墙蹲。

阶段2：功能恢复

在可以很舒适地进行阶段1的练习之后，可把阶段2的练习加入日常锻炼。此阶段需2~4周。每项练习从重复3~5次开始，逐渐增加到5~8次。

- 一位脚靠墙蹲。
- 二位脚靠墙蹲。
- 靠墙提踵。
- 手臂侧平举。
- 站姿空中剪刀。
- 站姿百次拍击。

阶段3：力量和耐力的恢复

如果进行阶段1和2的练习时没有疼痛或不适，可添加下面的练习（术后6~8周）。刚开始时每个动作重复3~5组，逐渐增加到5~8组。

- 弹力带划船。
- 单腿站百次拍击。
- 单腿踢。
- 站姿腿部画圈。

建议所有练习最多重复5~8次。不过，每个人都是不同的，建议在自己的耐受范围内锻炼。你的感觉可能每天都不一样，所以不要强求锻炼的次数和强度，温柔对待自己。

请记住：

- 在普拉提运动前后应进行拉伸，或者冲热水澡热身。
- 为防止疲劳，交替进行手臂和腿部运动，需要时休息。
- 喝足量的水以保持水分。

什么是好的站姿?

问自己以下问题:

- 我的双脚分开与髋同宽了吗?
- 我的脚和腿是在臀部正下方吗?
- 我的双脚是平行的吗? 我的体重是均匀分布在每只脚上的吗?
- 我的体重是在我的大、小脚趾及脚后跟上吗? 我的膝盖和我的髋骨平行吗?
- 我的骨盆是在中立位吗? 我的背部是不是过度前倾或后伸? 我有背部问题, 我的骨盆是否位于后倾位?
- 我的胸腔在臀部正上方吗?
- 我的肩膀在耳朵正下方吗?
- 我的肩膀是水平中立位吗? 我有没有耸肩?
- 我的手臂是向下, 手掌是朝向身体的吗?
- 我的胸廓是打开的吗?
- 我的目光是向前, 喉咙是打开, 下巴是自然放置的吗?

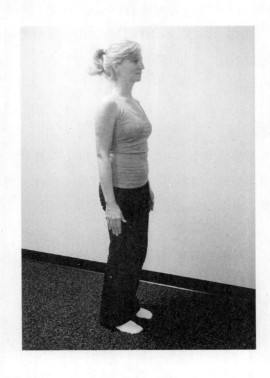

阶段1　保护阶段

骨盆位置：骨盆中立位和骨盆后倾位

目标：学习站姿骨盆中立位和后倾位，刚开始会比较困难。

练习禁忌：如果你有周围神经病变，不建议做这个练习。

装备：墙。

▶ **开始**：

站在距墙15~30厘米的地方，双脚分开与髋同宽，双膝微曲。

肩胛骨和头靠在墙上。

胸腔位于臀部正上方。

肩部放松，无名指、小手指置于髋骨处，食指和拇指在肚脐周围形成心形。

目视前方。

▶ **练习**：

吸气开始；呼气，骨盆向墙壁倾斜。食指高于拇指。此时为骨盆后倾位。

吸气，保持这个姿势。

呼气，骨盆回到中立位，拇指和其他四指在同一平面。

▶ **注意事项**：

如果需要骨盆后倾位时，保持双膝弯曲，肩胛骨和头紧靠墙壁。

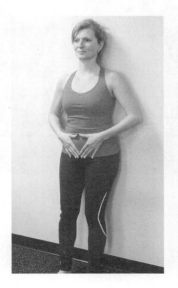
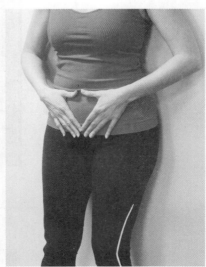

呼吸

目标：学习站姿普拉提肋间呼气的方法。

练习禁忌：如果你有周围神经病变，不建议做这个练习。

装备：无。

▶ **开始**：

面朝前方站立，双脚分开与髋同宽。

骨盆中立位；如果患有背部疾病，采取骨盆后倾位。

胸腔位于臀部正上方。

肩部放松，双手放在胸廓下部。

双眼直视前方。

▶ **练习**：

手指置于胸廓的前侧面。

吸气，像闻玫瑰花一样，双手感觉肋骨向前面、侧面和后面扩展。

呼气，像吹灭蜡烛一样，双手感觉胸廓逐渐回缩。

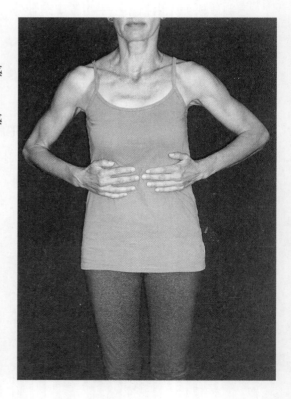

原地踏步

目标：热身，加速四肢血液循环，改善平衡性、耐力和肌力。

练习禁忌：如果你有周围神经病变，不建议做这个练习。如果引流管依然在，这个练习对你而言是较困难的。这时膝盖不要抬得过高，进行低强度的练习。

装备：定时器或秒表。

▶ **开始**：

面向前方站立，双脚分开与髋同宽。

骨盆中立位；如果有背部疾病，采取骨盆后倾位。

胸腔在臀部正上方。

双手放在身体两边，肩部放松。

双眼直视前方。

利用定时器或秒表设置30秒的时间。

▶ **练习**：

原地进行，踏步时尽可能高地抬起膝盖，身体不要向前弯曲。坚持锻炼30秒。

每周增加30秒的锻炼会有益于你的有氧耐力。

▶ **注意事项**：

肩部挺直。背部不要后伸或前倾。

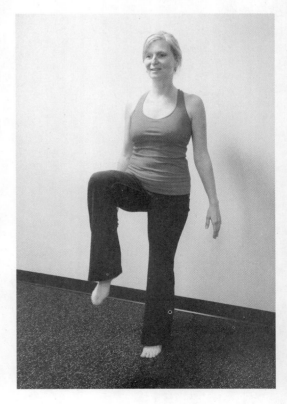

▶ **增加难度：**

● 加上手臂摆动。

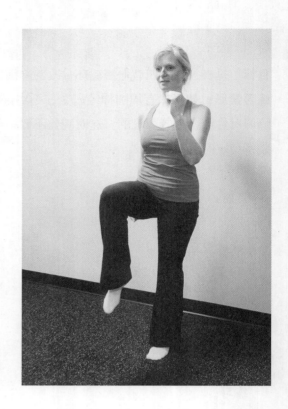

肩胛骨上抬和下沉

目标：提高肩胛骨的移动性，为肩部运动做准备。

练习禁忌：如果你有周围神经病变，不推荐这项运动。

装备：墙。

▶ **开始**：

背部靠墙站立；双脚距离墙面15~30厘米，分开与髋同宽；双膝微屈。

肩胛骨和头靠墙。

骨盆中立位（墙和腰背部之间可能有空间），如果有背部疾病，采取骨盆后倾位。

胸腔位于臀部正上方。

双臂在身体两侧自然下垂，肩部放松。

眼睛直视前方。

▶ **练习**：

吸气，肩胛骨向耳朵方向运动。

呼气，肩部肌肉向下伸展，指尖向地板延展。

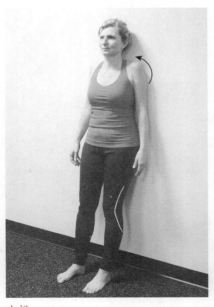
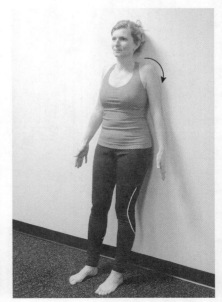

上提   下沉

肩胛骨前伸和回缩

目标：激活和加强肩胛肌肉，以改善肩部功能。

练习禁忌：如果你有周围神经病变，不推荐这项运动。

装备：墙。

▶ **开始**：

背部靠墙站立；脚距离墙面15~30厘米，分开与髋同宽；双膝微屈。

骨盆中立位；如果你有背部疾病，采取骨盆后倾位。

胸腔在臀部正上方。

肩部放松，双臂上举到与肩同高或感觉舒适的位置。

眼睛直视前方。

▶ **练习**：

吸气，双臂向前伸展，就好像去抱一个宝宝。肩胛骨离开墙壁。这就是前伸。

呼气，肩胛骨靠拢（想象两肩胛骨在轻轻挤压它们之间的小球）。你会感觉到肩胛骨抵着墙。这就是回缩。

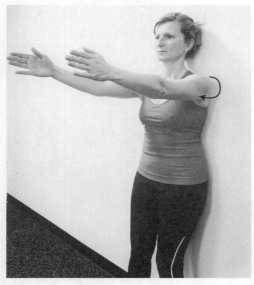
前伸

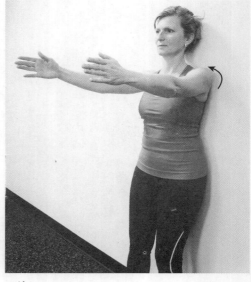
回缩

▶ **增加难度：**

• 在中背部、腰背部和墙之间放一个大治疗球，双脚离墙的距离会更远。

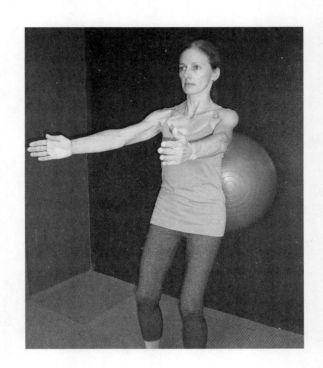

靠墙蹲

目标：加强股四头肌力量，提高走路和爬楼的能力。

练习禁忌：如果你有周围神经病变，不推荐这项运动。如果你有膝盖疾病，练习时仅弯曲到不疼痛的体位即可或者取消这项练习。

装备：墙。

▶ **开始**：

背部靠墙站立，双脚距离墙壁15~30厘米（如果没有不适，可以距离更大），双脚分开与髋同宽。

肩胛骨和头贴墙。

脊柱中立位；如果有背部疾病，采取骨盆后倾位。

胸腔在臀部正上方。

双臂在身体两侧自然下垂，肩部放松。

眼睛直视前方。

▶ **练习**：

吸气开始；呼气，双膝弯曲90°。你会感觉到背部靠墙下滑，重量大部分集中在脚跟。

吸气，回至起始位置。

▶ **注意事项**：

保持肩胛骨和头靠墙，重量集中在脚跟。保持脊柱和起始位置时一样。

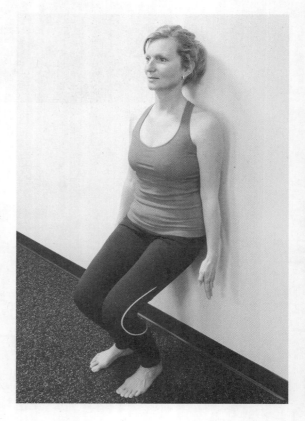

▶ **增加难度:**

- 在中背部、腰背部和墙之间放一个大治疗球。
- 蹲下后,保持双膝在弯曲位5~10秒再站起来。

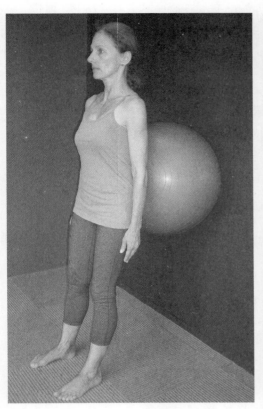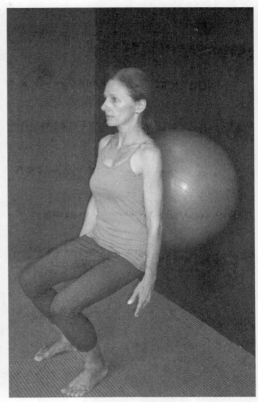

阶段2 功能恢复

本阶段增加了手臂运动——手臂侧平举、站姿空中剪刀、站姿百次拍击。增加手臂运动的目的是加强手臂力量，以及挑战平衡力和耐力。

这些练习难度较大，所以确保自己靠在坚固的家具旁边或者靠着墙。

每项训练只需要重复3~5次。

开始时，从三种手臂运动中选择一种进行练习。当你变得更强壮时，逐步把其他的手臂运动融合到日常锻炼中。

如果医生建议你戴压力袖套和手套，请一定遵循。

一位脚靠墙蹲

目标：在普拉提和芭蕾舞中，这被称为一位蹲。可加强大腿内侧力量，帮助你连接核心和盆底肌力量。

练习禁忌：如果你有周围神经病变，不推荐这项运动。

装备：墙。

▶ **开始：**

背部靠墙站立；双脚分开与髋同宽，脚跟靠拢，脚距离墙面15~30厘米；脚趾分开。

肩胛骨和头贴墙。

脊柱中立位；如果有背部疾病，采取骨盆后倾位。

胸腔在臀部正上方。

双臂在身体两侧自然下垂，肩部放松。

眼睛直视前方。

▶ **练习：**

吸气开始；呼气，弯曲膝盖，同时保持脚跟靠拢，固定在地板上。

呼气，回到起始位置。把站起慢慢并拢大腿内侧想象成从下向上拉拉链。

做这个动作时，会感受到背部上下滑动。

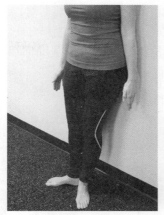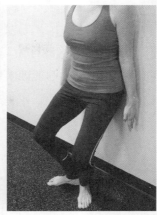

▶ **降低难度：**

● 如果腿肌肉很紧，膝盖弯曲的角度可以小一些。

▶ **增加难度：**

● 在中背部、腰背部和墙之间放一个大治疗球。

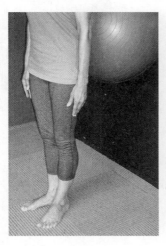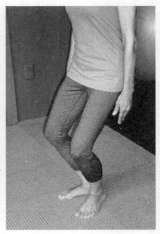

"普拉提给了我专注和优雅的动作，让我更加具有整体性和平衡性。"

——Nancy M.

二位脚靠墙蹲

目标：在普拉提和芭蕾舞中，这被称为二位蹲。该练习可帮助你在移动腿部时，尽可能地保持骨盆稳定，同时可加强股四头肌和腘绳肌的力量。

练习禁忌：如果你有周围神经病变，不推荐这项练习。

装备：墙。

▶ **开始：**

背部靠墙站立；双脚分开与髋同宽，脚离墙壁15~30厘米；大腿外旋，使双膝和双脚相背。

肩胛骨和头贴墙。

脊柱中立位；如果有背部疾病，采取骨盆后倾位。

胸腔在臀部正上方。

双臂在身体两侧自然下垂，肩部放松。

眼睛直视前方。

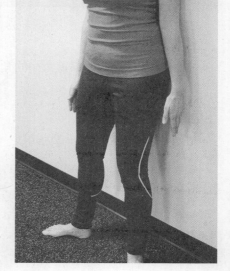

▶ **练习：**

吸气开始；呼气，弯曲膝盖，确保膝盖在脚趾的正上方，膝盖不要超过脚趾。

吸气，回到初始位置。

你会感觉到随着运动，背部在墙上上下滑动。

▶ **注意事项：**

保持脚跟固定在地板上。

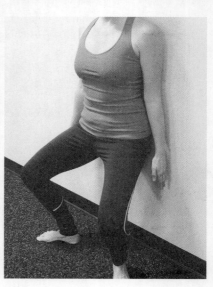

▶ **增加难度：**

● 在中背部、腰背部和墙之间放一个大治疗球。

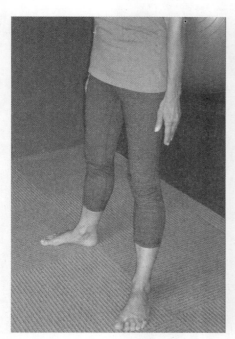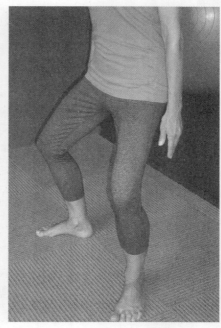

靠墙提踵

目标： 提高步行和爬楼时的平衡性，加强踝关节力量。

练习禁忌： 如果你有周围神经病变，不推荐这项练习。

装备： 墙。

▶ **开始：**

背部靠墙站立；双脚分开与髋同宽，两脚平行，脚离墙壁15~30厘米；脚趾向前。

肩胛骨和头贴墙。

脊柱中立位；如果有背部疾病采取骨盆后倾位。

胸腔在臀部正上方。

双臂在身体两侧自然下垂，肩部放松。

眼睛直视前方。

▶ **练习：**

吸气开始；呼气，双脚跟上抬离开地面。

吸气，保持这个姿势5~10秒，保持平衡。当你感觉更舒适时，可逐渐增加时长。

呼气，回到起始位置。

你会感到背部靠墙上下滑动。

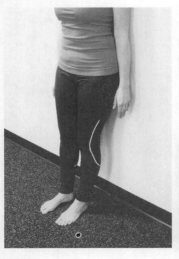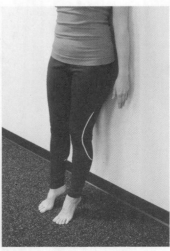

▶ **增加难度：**

- 随着平衡力的提高，可侧身靠墙站立。一只手臂靠墙，以防止失去平衡。
- 也可在中背部、腰背部和墙之间放一个大瑜伽球。

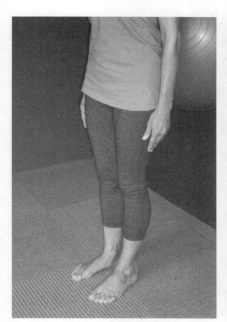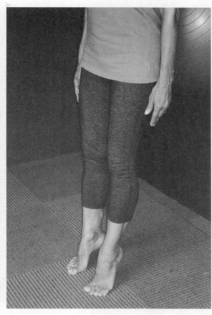

手臂侧平举

目标：增加平衡性、耐力、协调性，以及骨盆稳定性。

练习禁忌：如果你有周围神经病变，不推荐这项练习。

装备：墙。

▶ **开始：**

双脚分开与髋同宽，双脚平行站立。

脊柱中立位；如果有背部疾病，采取骨盆后倾位。

胸腔在臀部正上方。

双臂在身体两侧自然下垂，肩部放松。

眼睛直视前方。

设置计时器或秒表30秒。

▶ **练习：**

在吸气和呼气的同时原地踏步，始终保持骨盆稳定。

尽所能抬高膝盖（身体不要前倾）。

增加手臂动作，手臂上抬至"T"形位置，拇指向上。

坚持30秒。

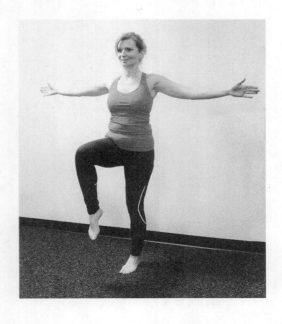

▶ **注意事项**：

　　当你感受更加舒适时，逐步增加时间至1分钟，然后1分钟30秒。

▶ **增加难度**：

● 双手持哑铃（0.5~1千克），手掌朝下。如果刚接受过乳房扩张器植入手术，或曾行TRAM或DIEP乳房重建手术，只有医生允许后方可使用哑铃。

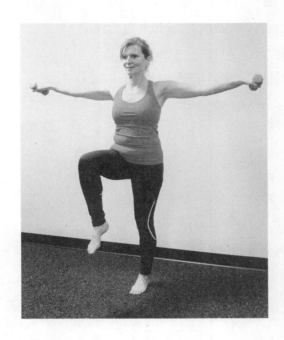

站姿空中剪刀

目标：增加平衡性、协调性和力量。

练习禁忌：如果你有周围神经病变，不推荐这项练习。

装备：墙。

▶ **开始：**

双脚分开与髋同宽，双脚平行站立。

脊柱中立位；如果有背部疾病，采取骨盆后倾位。

胸腔在臀部正上方。

双臂在身体两侧自然下垂，肩部放松。

眼睛直视前方。

设置计时器或秒表30秒。

▶ **练习：**

踏步开始。保持骨盆中立位；如果需要的话，可取骨盆后倾位，原地踏步。

尽所能抬高膝盖（身体不要前倾）。

吸气，向前上抬双臂与肩同高，手掌相对。呼气，右臂继续上抬，左臂落下，

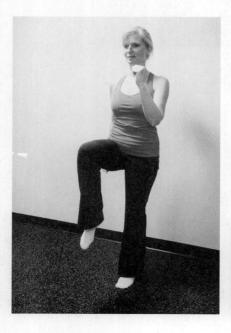
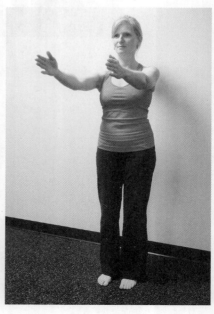

就像打开的剪刀。

　　吸气，双臂回至与肩同高。

　　呼气，左臂上抬，右臂落下。

　　继续原地踏步的同时重复交换手臂的运动。坚持30秒。

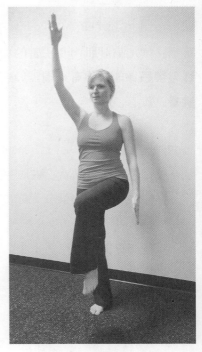

▶ **注意事项**：

　　当你感觉更加舒适时，可逐步增加时间至1分钟，然后至1分钟30秒。

▶ **增加难度**：

● 双手持哑铃（0.5~1千克），手掌朝下。如果你刚接受过乳房扩张器植入手术，或曾行TRAM或DIEP乳房重建手术，医生允许后方可使用哑铃。

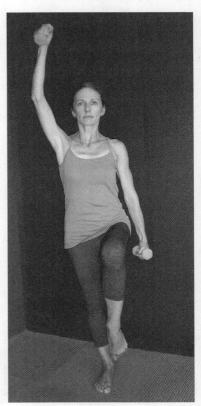

站姿百次拍击

目标：增加肩胛肌肉和手臂的力量、耐力，以及增加肺活量和平衡性。

练习禁忌：如果你有周围神经病变，不推荐这项练习。

装备：没有。

▶ **开始**：

双脚分开与髋同宽，双脚平行站立。

脊柱中立位；如果有背部疾病，采取骨盆后倾位。

胸腔在臀部正上方。

双臂在身体两侧自然下垂，肩部放松。

眼睛直视前方。

▶ **练习**：

吸气开始；呼气，上抬双臂至45°或者至你能达到的高度。你也许可抬双臂与肩同高。

吸气，通过肩胛肌肉（肩背部肌肉）收缩带动手臂拍击5次；呼气，手臂拍击5次。这是一组练习。

重复10组，或重复至你的最大限度。

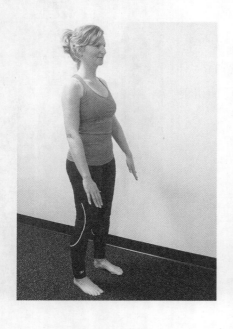
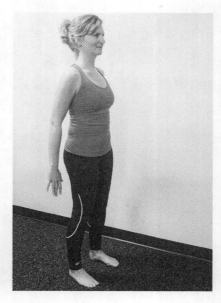

▶ **降低难度：**

● 一手扶着椅子作为支撑，一次锻炼一只胳膊。

▶ **增加难度：**

● 边原地踏步边进行百次拍击。

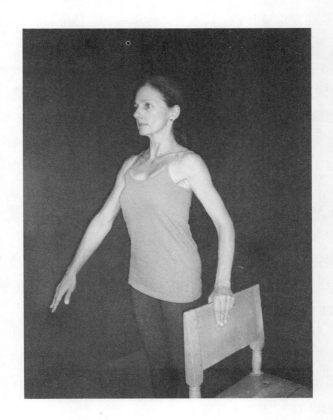

阶段3 力量和耐力的恢复

如果你还没有尝试增加阶段2中的手部负重锻炼,现在尝试一下。

● 手臂侧平举。

● 站姿空中剪刀。

从0.5~1千克的轻重量开始,看看身体的反应。手持哑铃时,记得保持手腕伸直。

如果你有淋巴管性水肿,或者有这个风险,使用哑铃时应缓慢循序渐进增加,增加重量的同时不要增加重复的次数。确保监控淋巴水肿的任何症状。如果感觉到沉重或者手臂紧绷,进展可能过于迅速,一定记得戴医生建议的压力袖套和手套。

如果你刚接受过乳房扩张器植入手术,或曾行TRAM或DIEP乳房重建手术,在医生许可前不要使用哑铃,应根据指示进行降低难度的锻炼,取消不适合的锻炼。

弹力带划船

目标:加强中背部肌力,改善肩关节稳定性,促进良好姿势。

练习禁忌:如果你有周围神经病变,不推荐站着进行这项练习,可坐着进行锻炼。如果你刚接受过乳房扩张器植入手术,或曾行TRAM或DIEP乳房重建手术,不要使用弹力带,仅仅向后拉手臂以拉伸胸部肌肉,然后恢复原位。

装备:弹力带。

▶ **开始:**

双脚分开与髋同宽,双脚平行站立。

骨盆中立位;如果有背部疾病,采取骨盆后倾位。

胸腔在臀部正上方。

眼睛直视前方。

用弹力带缠绕床柱或楼梯柱(任何牢固且不会移动的物体均可)。

双臂放在身体两侧,双手抓住弹力带末端,肘关节弯曲。

▶ **练习**：

吸气开始；呼气，弯曲肘关节，向后拉弹力带。

吸气，回到起始位置。

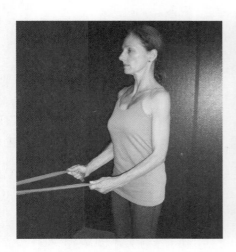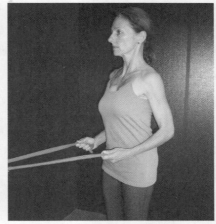

单腿站百次拍击

目标：强健整个身体，包括四肢和腹部，以及改善平衡性。

禁忌：如果你有周围神经病变，并不建议该运动。

装备：墙。

▶ **开始**：

　　背靠在墙上；双脚分开与髋同宽，距离墙壁15~30厘米，双脚平行站立。

　　肩胛骨和头贴墙。

　　骨盆中立位；如果有背部问题，采取骨盆后倾位。

　　胸腔在髋部正上方。

　　双臂放在身体两侧，肩膀放松。

　　眼睛直视前方。

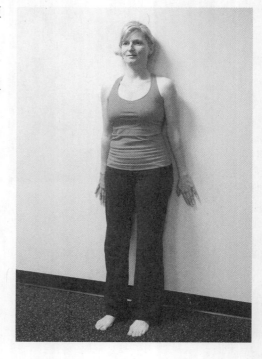

▶ **练习**：

　　吸气，将骨盆压在墙上。呼气，轻轻抬起右腿，离地5~8厘米。

　　吸气；呼气，将手臂抬起45°或与肩同高。

　　吸气；通过肩胛肌肉收缩带动手臂拍击5次。

　　呼气，拍击5次。一吸一呼为1组，5组后换腿。

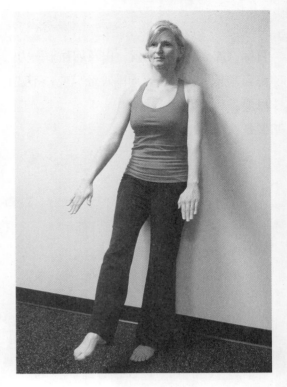

▶ **注意事项**：

　　为了身体更加稳定，可一次抬起一只臂，另一只手臂靠在墙上。

　　如果手臂容易疲劳，取消该练习。

▶ **降低难度**：

● 大脚趾轻轻点在地板上。

▶ **增加难度**：

● 双臂拍击的同时上下移动腿。

单腿踢

目标：加强臀大肌力量，以及加强平衡力。

练习禁忌：如果你有周围神经病变，不建议该运动。这是一个非常高阶的运动，所以要提高警惕。

装备：无。

▶ **开始**：

面朝前站立，双脚打开与髋同宽，双脚平行。

骨盆中立位；如果你有背部疾病，采取骨盆后倾位。

胸腔在髋部正上方。

双臂在身体两侧自然下垂，肩部放松。

眼睛直视前方。

▶ **练习**：

吸气；呼气，伸展右腿，脚向上勾。

用鼻子吸气，从臀部到前面踢2次右腿。

呼气，绷脚，踢到背后。

以上是1组。重复6~8组，然后换腿。

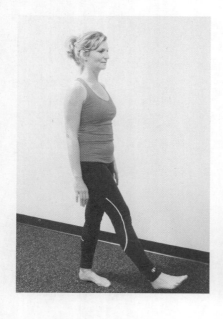
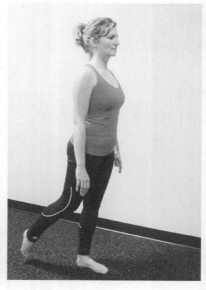

▶ **降低难度：**

● 扶着墙或椅子作为支撑。

▶ **增加难度：**

● 手持哑铃（0.5~1千克）。如果你刚接受过乳房扩张器植入手术，或曾行TRAM
或DIEP乳房重建手术，医生允许后方可使用哑铃。

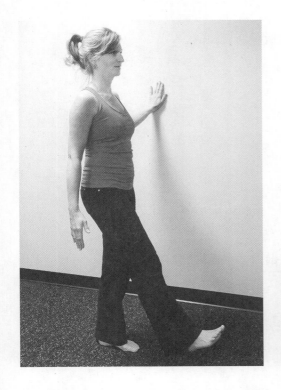
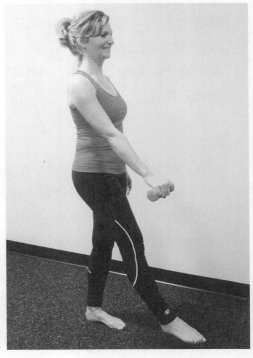

站姿腿部画圈

目标：加强与行走相关的内收肌及外展肌力量，提高平衡性。

练习禁忌：如果你有周围神经病变，不建议该运动。这是一个非常有挑战的运动，所以要提高警惕。

装备：无。

▶ **开始：**

面朝前站立，双脚打开与髋同宽。

骨盆中立位；如果你有背部疾病，采取骨盆后倾位。

胸腔在髋部正上方。

双臂在身体两侧自然下垂，肩部放松。

眼睛直视前方。

▶ **练习：**

吸气；呼气，绷脚，右腿伸至身体前方。

吸气；呼气，右腿按照钟摆方式画圈——侧方、后方、前方。重复5~8次。

吸气；呼气，绷脚，右腿伸至身体前方。

钟摆相反方向画圈——后方、侧方、前方。重复5~8次。

吸气，收回右腿，换左腿。

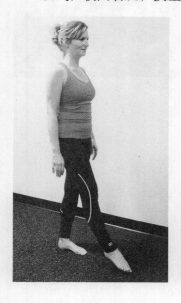 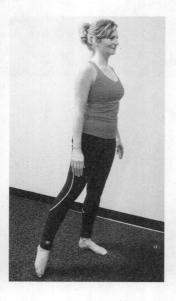 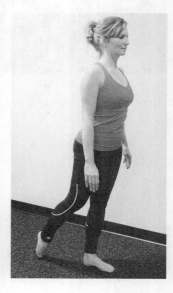

▶ **注意事项：**

可扶着一个较重的家具或椅子作为支撑。

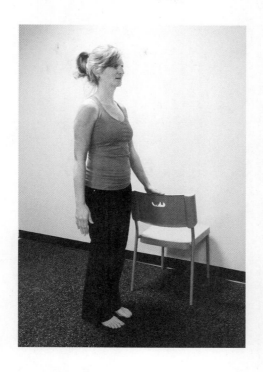

▶ **降低难度：**

- 降低画圈的高度，地面画圈。
- 画圈范围小一些。

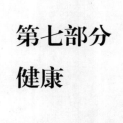

第七部分
健康

　　这部分内容将会帮助你提高生活质量。练习普拉提可强健身体，改变生活方式，可减少癌症治疗的副作用。

过度疲劳

　　过度疲劳是在癌症治疗期间使身体更加衰弱的最大因素。与癌症相关的疲劳类型很多，而且对身体的影响巨大。一旦它影响到你的日常生活，或者让你无法享受之前的休闲活动，你的生活质量就会受损。不过，休息过多活动太少也会增加疲劳感。

　　要学会通过规划一天的生活来分配精力和缓解疲劳。优先权衡最重要的事情。可以画一个以能量值为纵轴、疲劳度为横轴的图表，数值范围0~10。0代表极度疲劳，10代表精力最佳。记录你这一天中不同时刻的能量值——每个人都自己的规律，你可以在你最有精力的时候去解决最棘手的问题。对大部分人来说，精力最旺盛的时候是早晨，但也有可能是其他任何时候。

　　跟你的主治医生确认你的疲劳感是否归因于自身内部因素，如贫血、甲状腺功能低下或者正值更年期。把你的能量自测表给医生看看。

　　下面是一些让工作更有效而不会觉得辛苦的好建议：

● 尽量达到每天6~8小时的高质量睡眠。

● 如果你每天需要多余的休息，安排一些合适的时间并添加到日程表里。

● 关注每日咖啡因的摄入量（各种形式都算，如饮料、巧克力等），逐渐减少咖啡因的摄入量。

● 与营养师探讨你是否摄取了适量的营养，如饮食中是否有足够的蛋白质。

● 少食多餐，如每日5~6餐。

● 脱水会将你击垮，所以每天喝足够的水（6~8杯）。

● 你会利用人体自身的杠杆原理吗？例如，移动重物的时候保持双膝弯曲，两只手同时用力。如果搬运更重的物体最好使用小推车。

● 注意保存自身的能量，如能坐的时候就坐下来休息一下。在厨房设定饮食计划区，将你需要的东西放在这里，以便取用。

● 你工作区域的设施符合人体工程学吗？在工作时，你的姿势是正确的吗？检查电脑和座椅的高度。

● 适量运动——研究表明，适量运动的癌症患者更不容易有疲劳感。

● 像房间清洁、照顾孩子这样的事情对治疗期间的患者来说是很重的负担，要取得家人的支持。

睡姿和睡眠健康的重要性

抬高或支起术侧手臂有利于缓解肩部疼痛和淋巴水肿。使用治疗性的记忆棉枕头，可以在睡眠时有效支撑头部和颈部。不要枕两个枕头，这样会使得颈部位移太大，造成颈部拉伤。可在手臂下垫一个枕头。

如果你睡觉喜欢侧躺，建议躺在没有做手术的一侧，腿部轻轻弯曲。下面手臂尽量伸直，可以在胸前抱一个枕头。在腿部夹一个比较硬的枕头，保持力线。不要让上面的臀部向前滑落，扭转脊柱。以上描述的睡姿同样适用于背痛的人。

不管你选择哪种姿势，一定要将肩膀放在枕头上，这样肩膀就不会向前错位，会跟颈部保持在一条线上。手臂应该在舒适的范围内尽量抬高，可以用枕头支撑一下。值得注意的是，把手臂枕在头部下面会给臂丛神经（在手臂外侧的一条神经）造成很大的压力，应避免这种情况的发生。为了舒适，你可以多买几个枕头。在床垫和枕头的挑选上多花点功夫，这对睡眠健康很重要。

睡眠时手臂的摆放

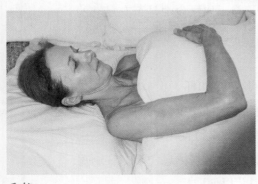

平躺

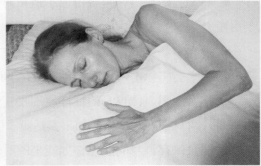

侧躺

睡前助眠小流程

- 穿纯棉面料的衣服入睡。

- 每天在固定的时间睡觉、起床。最好周末也不要改变这个时间，否则，不利于养成规律的睡眠习惯。中午可以小憩15~20分钟。

- 睡前一个半小时到两个小时，可以泡个热水澡，配点薰衣草精油。

- 听轻松的助眠音乐。

- 睡前半小时到一小时，喝一杯加蜂蜜的热牛奶或甘菊茶。

- 在足底抹点温热的芝麻油。

- 如果你上床30分钟还无法入睡，可起床去做一些能放松的事情，如到另一个房间去读读书。

卧室

- 卧室就应该用来做两件事：睡觉、做爱。

- 卧室不要有任何电子设备（耳机、电脑、数码闹钟，甚至电视）。电子设备反射的LED光会刺激大脑保持清醒。

- 将卧室整理得井然有序，营造一种温馨、舒适的环境。

- 给窗户挂上窗帘，给卧室营造一种完全黑暗的环境。

- 白噪声能够掩盖杂音，有助于放松。

- 如果有令人心烦的噪声，也可以戴上耳塞。

- 卧室里的温度偏低一点会比较舒适，太热的话不利于入睡——睡前可以调低卧室温度。

食物和饮品

- 睡前一小时不要食用咖啡、巧克力、可乐，以及其他对神经有刺激性的食物。

- 酒精会有反作用，刚开始你可能很快就有困意，但没几个小时后就会醒来。睡前应避免饮用酒精类饮品。

- 睡前两三个小时内不要暴饮暴食。

- 睡前两个小时内少喝水，这样就不会在夜间频繁上厕所了。

锻炼

● 日常适量的有氧运动会使你精力充沛，且可缓解疲劳，有助于提高睡眠质量。但锻炼不要太晚，应在睡前5~6小时结束锻炼。

● 普拉提或瑜伽有助于身心放松。

预防淋巴水肿：日常生活中的注意事项

户外

● 在户外时最好涂一些防晒霜，以保护患侧手臂，防止晒伤。

● 穿防虫衣，避免蚊虫叮咬。

● 做园艺时戴上手套。

● 注意不要做诸如修剪灌木这样的重复性劳累动作，也要小心被灌木的刺扎到。

室内

● 做家务时戴上手套。

● 从烤箱取物品时戴耐高温手套。

● 搬东西时用两只手，同时膝盖弯曲。采用滑动的方式搬运物体。搬重物时使用小推车，或者使用带滑轮的行李箱。

● 避免绘画等持久性的活动，除非你提前对肩膀和颈部做了足够的热身运动。可以的话穿上弹力衣。

● 如果必须搬运重物，或使用吸尘器进行重复性工作，戴压力袖套和手套。

日常生活

● 尽可能保持手臂凉爽。

● 睡觉时用枕头将手臂垫高。

● 保持手臂清洁、柔软、湿润。

● 用温水洗澡，不要用热水洗澡。

● 穿戴宽松，衣服、手表和首饰不要过紧。

● 使用双肩包携带物品，这样重量会分布在双肩而不是集中在一侧。

- 遵循医嘱，戴压力袖套和手套。
- 保护患处的表皮不要受损。
- 不要去过冷或过热的环境（如蒸汽房或桑拿房）。

医疗方面

- 提醒所有的医务人员在你健康的手臂进行抽血、量血压、输液等活动。如果你接受的是双侧乳房切除术，那么以上行为应避免在切除淋巴一侧的手臂进行。

旅行

- 用带滑轮的旅行箱。
- 搬运行李或往行李架上放行李时，尽量请求别人的帮助。

化疗脑：利用内存助推器及有效提示

之所以叫作化疗脑，是因为化疗会改变人的记忆力、集中力、注意力，而且会使人丧失部分功能。你可能很难集中注意力，学习新知识也变得困难，想不起某些人名和单词，不能完成复杂的工作，而且会明显感到反应迟钝了。

有条理的生活

- 一次只做一件事，不要同时给自己很多任务。
- 选一个固定的地方放置你的钥匙、钱包、手机等，如每次都放在门口的地方。
- 把重要事件记录在日历上或者便利贴上，并放在常见的地方如冰箱上，在上面标注好日期。
- 利用手机设置提醒信息。
- 做好每日清单。随身带一个便笺本，记下你每天要完成的事情，也可以在房间内贴上便利贴，给手机设置事件提醒。
- 给常用的抽屉或者箱子贴上不同颜色的标签。

- 给电话列表中重要的电话号码设置标签，这样更容易查找。

- 尽量把房间整理得井然有序。

- 为明天做好准备。前一天晚上就把第二天要吃的食物、要穿的衣服准备好，避免第二天忙乱。

- 如果医生允许，每次看病时带一个陪同人员，让他帮忙记录看病的信息。

- 把每次的检查报告都订在一起，方便以后查找。

- 把医疗记录按月或季度整理到文件夹里。

- 准备一个专门放各种账单的文件夹。

- 大声地不断重复一些重要的说明。

- 在大脑里用画面记录你的车停在了哪里，用手机拍个照更好。

- 用写日记的方式来记录每天的变化。

脑部训练

- 做一些解谜游戏，像数独、填字游戏、找词这样的游戏都是不错的选择。

- 尝试一些新鲜事物，如学习新的语言，新的活动，或者其他一些能使脑部活跃的项目。

- 试试用联想来记住别人的名字，如跟自己重复说"我得把沙拉放回冰箱里"，以此来记住Sala这个名字。

保持健康

- 饮食要健康。

- 每天运动。运动可以加速血液循环。

- 普拉提有助于放松、头脑清醒。

- 充分休息。

周围神经病变

化疗导致的周围神经病变（CIPN）一般与某些化疗药物有关，如紫杉醇。你可能会感到虚弱无力，有烧灼感、麻木感，手脚刺痛等。有些副作用可能会很快消失，但有些会持续很长时间。经过这种治疗后弯腰都会变得困难。下面的建议可能会对你有所帮助，也同样适用于乳房重塑患者。

着装

● 穿舒适的鞋子，最好是平底鞋，或者前后都包脚的结实的鞋子。不要穿高跟鞋。

● 给鞋子和衣服配上魔术贴。

● 穿合适的服装，可以选带纽扣或带拉链的衣服。请作业治疗师给一些建议。

● 穿袜子和鞋子的时候，用穿袜辅助器和长柄的鞋拔子。

● 不要穿太紧的鞋子。定期检查鞋子是否合脚，如脚有水疱或磨伤，说明鞋子太紧。

● 不要穿太紧的衣服，这样会加重CIPN病情。

日常生活

● 不论是洗盘子、户外工作还是维修家具，都要戴上手套。

● 接触烫的或者冰的东西时戴防护手套。

● 座垫和地垫要安全、防滑，也可以去掉座垫和地垫。

● 夜间可以留夜光灯，这样半夜醒来就不会感到害怕。

● 在浴室装浴凳和扶手。

● 上楼梯时抓住扶手。

● 不要让手脚受凉，穿上袜子、靴子，戴上手套。

工作环境

● 给电脑和电子设备安装语音开关。

● 使用特制的铅笔或者钢笔以便更好地握住，在桌上铺防滑垫，为桌上的日常用品增强摩擦力。

● 尽可能坐下来工作，把关联密切的工作放在一起。

卫生

● 用手臂试水温，把热水器温度设置在40℃左右，避免烫伤。使用手持式淋浴头。

● 给牙刷、梳子等套上泡沫柄，这样握起来更轻松。

● 用沐浴露代替香皂。

● 给淋浴间放一个洗浴垫或安装一个浴凳，这样更方便、安全。

● 保持脚部干净、干燥。

疼痛

● 学习一些缓解疼痛的技巧，如生物反馈疗法（利用连接人体的仪器来训练人们控制心率、呼吸等以放松身心，译者注）和呼吸技巧。

● 每天按摩手脚。

● 如果接触东西时手部有疼痛感，可在指尖缠纸胶布。

● 向作业治疗师或者物理治疗师申请使用TENS（经皮电刺激神经疗法，一种可通过轻微的电脉冲来缓解疼痛的治疗方法）。

专业术语

ADL——日常生活活动。指日常生活中与穿衣、保持个人卫生、进食等有关的行为活动能力。

自主神经系统——这部分神经与无意志的功能有关，如出汗、血压升高、起鸡皮疙瘩，常见于紧急情况下的"应激反应"。

腋窝——手臂根部淋巴所在的区域。手术时需要清理淋巴结，所以术后腋窝区域会有疼痛感。

核心——在普拉提中，核心是指膈肌、多裂肌、腹横肌及盆底肌。

伸展——指肢体伸直，与弯曲相对。

弯曲——肢体朝向身体活动。

臀肌——位于臀部，包括臀大肌、臀中肌、臀小肌，具有伸展、外展、旋转大腿的功能。

骨盆后倾位——当平躺时将骨盆下沉，身体尽可能地平贴地面，这样能锻炼和保护背部。在锻炼过程中，当腹横肌的表现较弱或者腿部抬起的时候，可以用这种体位。还有，脊椎前移和脊椎滑脱的患者也应采取骨盆后倾位，尽量避免背部的伸展运动，如天鹅式或游泳式。

运动觉——是对四肢的位置、运动及肌肉收缩程度的感觉。手术或服药可影响运动感觉。

背阔肌——起于背部，止于上臂。从椅子站起需要用到这块肌肉。术后这块肌肉可感觉发紧。

侧屈——面向前方，身体某一部位向侧方弯曲。

淋巴系统——遍布全身，存在于人体各处组织和血管周围。

淋巴水肿——由于手术或者淋巴结的清除，导致水分弥散在组织间而造成水肿。

中立位——站或坐时，保持骨盆与地面垂直，躺下的时候骨盆与地面平行。中立位时，背部不拱起，也不前倾或后伸。

副交感神经——主要作用是通过舒张血管来减缓心脏收缩、减少出汗。副交感神经系统是练习做普拉提时要激活的系统。

胸大肌——位于胸廓前上部的肌肉，可以控制手臂向内、向前、向下移动。术后拉伸胸大肌很重要。

胸小肌——位于胸大肌深面，延伸至肩胛骨后方。胸小肌可以降低肩胛骨，压低关节。

本体感觉——指人天生的不依靠视觉对姿势、运动、平衡变化的感觉。

前伸——使身体的某一部分向前伸展，如伸手拥抱别人的时候，肩胛骨就会前伸。

俯卧——脸部向下平躺。

回缩——向后拉伸身体的某个部位，如朝向自己拉物体时，肩胛骨会向后运动。

菱形肌——当手臂向后运动时，使肩胛骨向后回缩的肌肉。

肩袖——包裹在肱骨头周围的肌肉，可以使肱骨头稳定在关节盂内。

前锯肌——主要作用是拉肩胛骨向前或使手臂向前伸展。

肩胛骨——位于脊柱两侧的三角形扁骨。

交感神经系统——是自主神经系统的一大组成部分，主要支配心脏和腺体。

仰卧——脸向上平躺。

腹横肌——在做普拉提时通过深呼吸会激活的深层腹肌。其可帮助稳定躯干。

胸导管——全身最大的淋巴管，起于腹部。它几乎引流了全身所有的淋巴，除了右侧的头部、右颈部、右胸部和右上肢。在练习普拉提时，可以通过深呼吸激活腹横肌来激活胸导管。

作者简介

内奥米·阿伦森（Naomi Aaronson），文学士，认证的作业治疗师，认证的手治疗师，癌症运动治疗师，认证的普拉提导师。

Naomi Aaronson是一位知名作家、演说家，是使用普拉提对乳腺癌患者进行康复训练的作业治疗师。她是一名经专业认证的针对癌症患者的康复训练师及垫上普拉提导师。她为初级诊疗机构、NE研讨会、综合康复健身班、布瑞克健身班，以及专业的在职学生提供过培训。

Naomi是《回归生活：乳腺癌普拉提康复疗法》及《乳腺癌康复：随时随地》这两个学习光盘的合著人，Naomi致力于通过教育使世界各地的乳腺癌患者和健康专家认识到康复训练对乳腺癌患者生存的重要性。她的座右铭是"从癌症手里夺回你的身体、强壮身心"。她住在纽约贝塞得，闲暇时候，喜欢练习普拉提、阅读、旅游，跟她的猫玩耍。

获取更多信息，请访问她的网站www.recovercises forwellness.com。

安·玛丽·图罗（Ann Marie Turo），作业治疗师。

Ann Marie Turo是一名作业治疗师、作家、普拉提乳腺癌康复疗法的讲师。在她从业的30多年中，接触的患者从儿童到老年人都有。她致力于通过身心综合疗法使癌症患者恢复健康。她在乳腺癌治疗期间，开始尝试普拉提康复训练。近期，Turo从马修健康管理中心获取了斯多特普拉提职业资格证，斯多特普拉提包含垫上、核心床、凯迪拉克、普拉提椅、梯桶等项目。同时Turo也是一名认证的瑜伽和太极教练及灵气导师，她相信通过这些综合的治疗方法，可以使患者达到康复的效果。

Turo和她的丈夫Arthur一起住在波士顿，平时喜欢阅读、练习瑜伽，也会为家人朋友和慈善组织做一些针织手工。

获取更多信息，请访问她的网站www.integratedmindandbody.com。

主译简介

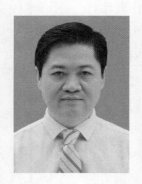

谷元廷　郑州大学第一附属医院（河医院区）乳腺二科主任，郑州大学第一附属医院（郑东院区）乳腺外科主任。教授，主任医师，医学博士，硕士研究生导师。担任中国医师协会外科医师分会乳腺外科医师委员会委员，中国健康促进基金会乳腺癌防治专项基金会专家委员会专家，河南省抗癌协会理事，河南省抗癌协会乳腺癌专业委员会副主任委员。1987年毕业于河南医科大学医学系，1994年获同济医科大学整形外科硕士学位，2006年获华中科技大学同济医学院外科学博士学位。对乳腺癌等疾病有着丰富的诊治经验，尤其擅长"乳腺癌保留乳房手术""乳房整形术"以及"前哨淋巴结活检替代腋窝清扫术"等。发表论文50余篇，参编专著5部，获河南省科技进步二等奖、三等奖各1项，河南省教育厅科技成果进步奖二等奖1项，国家专利1项。

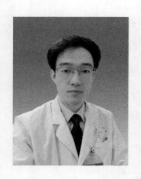

吕鹏威　郑州大学第一附属医院乳腺外科行政副主任，郑东院区乳腺外科一病区主任。副教授，副主任医师，医学博士。毕业于郑州大学医学院。担任中国医药教育协会乳腺疾病专业委员会委员，中国医师协会微无创医学专业委员会乳腺专委会委员，中国医学促进会肿瘤整形分会青年委员，民盟河南省委医疗卫生专家委员会委员兼秘书，河南省妇幼保健协会乳腺保健专业委员会常务委员，河南省医院协会乳腺疾病管理与创新分会秘书。从事乳腺专业十余年，主刀开展多项省内外开创性复杂手术，如肿瘤整形保乳手术联合IRTRABEAM术中放疗、DIEP乳房重建手术等。主持河南省医学科技攻关项目1项，发表学术论文20余篇，获得市级科技进步奖二等奖1项，著书2部，成功申请国家专利2项。吕鹏威主任还热心医学科普和患者教育，在其个人新浪微博、微信公众号、抖音号（@乳腺科吕鹏威）拥有十余万粉丝，广受好评。